RÉMINISCENCES

ET

CONFESSIONS

D'UN

ANCIEN CHIRURGIEN DE CORSAIRES

RÉMINISCENCES

ET

CONFESSIONS

D'UN

ANCIEN CHIRURGIEN DE CORSAIRES

VOYAGE

aux Antilles, au Continent Américain et Croisière dans le Golfe du Mexique, pendant les années 1800, 1801 et 1802 et le commencement de 1803.

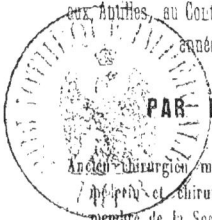

PAR LE DOCTEUR CAMBRAY, D. M. P.

Ancien chirurgien militaire, chevalier de l'ordre Impérial de la Légion d'honneur, médecin et chirurgien honoraire de l'hôpital civil et de la fondation Vanderburch, membre de la Société d'Emulation de Cambrai.

Vainqueur heureux d'une vaste carène,
J'ai vu souvent ce corsaire indompté,
Jusqu'au chartron remorquer à sa traîne,
D'un riche Anglais, le vaisseau démâté.

Souvenirs de Bordeaux.

CAMBRAI

TYPOGRAPHIE DE SIMON, RUE SAINT-MARTIN, 18.
1856

AVANT-PROPOS.

———

A mesure que l'homme avance dans la vie, il aime à se rappeler les souvenirs de sa jeunesse, il aime à jeter un coup d'œil rétrospectif sur son passé ; surtout si sa vie n'a été accidentée que par les péripéties des longues pérégrinations, il revoit dans son imagination avec un certain plaisir, les différents pays qu'il a parcourus, leurs climats, leur température, leurs productions. S'il a été observateur, à l'aide de sa mémoire, il remet devant ses yeux, les choses et les hommes qui se sont trouvés sur son passage, il commente les mœurs, les habitudes, les usages, les lois, même les religions sous lesquels il les a vus, se remuer. Il compare aussi leur vie étrange pour lui, avec les usages dans lesquels il a été élevé, il les trouve bizarres, singuliers, mais en réfléchissant aux causes qui les ont fait naître, il les explique par des conditions de localités, d'habitudes etc., et consentirait volontiers à les adopter, si des circonstances convenables l'y conduisaient. C'est ce que j'ai manqué de faire plusieurs fois ; quand le pays et les habitants me plaisaient. Voilà comme je pensais à cette époque de ma vie, où rien ne m'invitait précisément à prendre un parti plus tôt qu'un autre. Cosmopolite par caractère, je voyais tout sous le même prisme sans être précisément fataliste ; car je comptais sur la providence; mais exempt de remords et d'envie, je voyais tout en beau.

C'est dans cet esprit que je passai seize années de ma vie à voir guerroyer par mer et par terre, et que je fis en me promenant un trajet égal à celui du tour du monde. Comme Figaro, portant avec moi ma trousse et mon cuir anglais, non pour devenir riche ou savant, mais pour ma propre satisfaction, cherchant cependant à m'éclairer, à profiter des lumières que je voyais luire autour de moi et en en saisissant quelques-unes par pur égoïsme, j'employai aussi le reste de mon temps à remplir dignement les devoirs que ma profession m'imposait.

Mais cette vie nomade, je ne voulais pas la continuer jusqu'à la fin de mes jours. Saturé de voyages, pensant au proverbe qui dit que pierre qui roule n'amasse pas de mousse, je m'arrêtai et je plantai ma tente dans un endroit où je pensais pouvoir réparer le temps que j'avais si gratuitement perdu, ne conservant de mon passé que de doux souvenirs. Une fois fixé, je vis le temps s'écouler avec une vitesse effrayante. A peine si je trouvais le loisir de tailler une plume pour mettre en ordre les réminiscences qui germaient dans ma tête, ce ne fut que longtemps après que je me les rappelai réellement, j'avais sans doute beaucoup de choses à raconter, mais il fallait y mettre de l'ordre, c'est-à-dire, commencer par le commencement. Aussi trouvais-je sage de ne parler d'abord que de mes trois premières années de voyage, où déjà la matière abondait.

Le lecteur devra se rappeler que les deux colonies dont je fais la description, telles quelles étaient il y a 54 ans, ont, dû en changeant de gouvernement, changer depuis ce temps sous le rapport des mœurs, des habitudes. L'une, Saint-Domingue, aujourd'hui Haïti, est restée sous la domination des noirs qui en étaient alors les esclaves, et la Nouvelle-Orléans cédée à l'Union-Américaine en 1810, a dû en s'agrandissant, prendre les mœurs et les habitudes de la nation à laquelle elle a été réunie. Il ne peut donc y avoir que peu de comparaisons à faire entre l'état où je les ai étudiées et celui dans lequel elles doivent être maintenant.

Cet essai serait probablement resté dans la poussière des cartons, si des personnes bienveillantes, des amis auxquels j'en lisais ou j'en racontais quelques passages, quelques épisodes, ne m'avaient pas invité, même poussé à lui donner quelque publicité. Enfin le voilà imprimé, qu'il amuse, qu'il pique la curiosité, ce sera pour moi un plaisir, un encouragement, et je n'hésiterai plus à revenir sur les 13 années qu'il me reste à faire connaître.

Puisse le lecteur avoir autant de plaisir à me lire que j'en ai eu à le mettre dans mes confidences.

RÉMINISCENCES

ET

CONFESSIONS

D'UN

ANCIEN CHIRURGIEN DE CORSAIRES

CHAPITRE I.

Départ de Paris — Arrivée à Rouen — J'y rencontre un ancien ami, M. Félix Amable, officier de la marine militaire. Mon inexpérience me fit faire connaissance avec d'anciens chouans devenus voleurs de grand chemin et chauffeurs de pieds. — Simon, Bedesse et Ernest de Longchamp leurs chefs. — Puis je me trouve par hasard en contact avec le sieur Féré, le fils du bourreau de cette ville.
Je pars pour le Hâvre — j'y fais connaissance avec les officiers qui doivent commander le vaisseau sur lequel je vais naviguer.

Le 1er février 1800, j'allais entrer dans ma vingtième année. Après quatre ans d'études à l'école de médecine de Paris, j'allais être atteint par la conscription. Incertain de l'avenir, tourmenté du démon des voyages, j'écrivis à un oncle maternel qui habitait Saint-Malo et qui était un des principaux actionnaires de la fameuse compagnie des frères Surcouf, célèbres armateurs de corsaires à cette époque.

La réponse de mon oncle fut décisive. Il m'apprit que pour être employé en qualité d'officier de santé sur un corsaire autorisé par le gouvernement, il fallait être chirurgien de seconde classe et inscrit comme tel au ministère de la marine. Je me mis aussitôt en devoir de remplir ces conditions. Je me présentai devant un jury spécial et grâce sans doute à l'indulgence de mes juges, je fus reçu avec quelque distinction.

Je fis passer à mon oncle mon certificat d'aptitude et quelques jours après, je reçus une commission qui m'attachait à un navire de la compagnie de Saint-Malo. Ce navire était alors en réparation au Hâvre-de-Grâce, mais l'époque où il reprendrait la mer n'était pas encore fixée, on en rassemblait seulement l'équipage.

L'idée de naviguer une fois dans ma tête, je brûlais de me rendre à mon poste. En vain me faisait-on observer que j'avais encore le temps, que je serais averti, qu'on ne partirait pas sans moi. Il me semblait que je n'avais plus rien à faire, rien à voir à Paris. Ma famille, mes amis, ma bonne mère que je n'avais jamais quittée depuis ma naissance, et dont je savais le cœur brisé d'inquiétudes et de craintes sur le sort qui m'attendait peut-être dans une carrière aventureuse, rien ne me retint. Je partis, emportant un léger bagage, un peu d'argent et des souhaits de bonheur de la part de tous ceux que je quittais. Mon père m'accompagna, les larmes aux yeux, jusqu'à la diligence. Le soir j'étais à Rouen.

Je fus conduit dans un hôtel modeste, rue des Charrettes, au coin de la rue du Grand-Pont, en face du grand théâtre. — Je donne mon adresse pour cause. — Cette maison, sans doute fort honnête, était tenue par la dame veuve Prieur. Il y avait un restaurant et une table d'hôte où je pris place.

Je demeurai quelque temps à Rouen. La ville n'était pas sans attrait pour un débutant parisien. J'avais une lettre de recommandation pour le directeur du jardin des plantes, une autre, adressée par un de mes professeurs, Rouennais, M. le docteur Alphonse Le Roi, à M. l'Aumônier, chirurgien en chef de l'Hôtel-Dieu, et professeur de médecine à l'école de Rouen. Des deux côtés l'accueil fut poli, mais il me parut froid. J'étais d'un caractère assez timide, je craignis d'être importun, je fis une seconde visite par carte et ce fut la dernière.

Je passais mes soirées au spectacle, quand je n'étais pas entrainé à quelqu'autre plaisir par les jeunes gens qui composaient notre table d'hôte, commis-voyageurs, employés de commerce ou d'administration, rentiers célibataires, grands amateurs de domino, d'écarté, de roulette, de bâton et d'escrime. Tous menaient joyeuse vie, étaient fort bons enfants, mais en général peu distingués. A leurs plaisirs, à la vie oisive, je préférais le travail et l'étude. Je restais souvent chez moi, occupé à lire, à dessiner quelques vues, à faire des caricatures ou quelques portraits d'amis.

Le talent d'amateur que je possédais alors m'a procuré plus d'une fois des relations agréables ou d'utiles ressources ; mais à Rouen il faillit me jeter dans une passe assez équivoque. Voici comment : parmi mes commensaux, il s'en trouvait un, nommé Ernest, qui paraissait de meilleure compagnie que les autres. Il avait bon ton, bonnes manières, un air doux et honnête. Je l'avais remarqué, je m'y étais même attaché. Il logeait dans l'hôtel, venait souvent dans ma chambre pour causer : il louait mes dessins et me félicitait sur la manière dont je saisissais la ressemblance. Un jour il me dit d'un air souriant et d'un accent tout aimable : — Si vous étiez bien complaisant, je vous mènerais chez un de mes amis qui habite la campagne, et je vous prierais de faire le portrait d'une jeune dame qui demeure chez lui. C'est à deux pas de la ville, au delà du boulevard de Bouvreuil ; une promenade d'un quart-d'heure. — L'offre me sourit, j'acceptai.

Un matin, mon jeune ami vint me prendre et nous nous mîmes en route. Quand nous fûmes hors de la ville, il me conduisit par plusieurs petits sentiers détournés et bordés de haies. Chemin faisant il me dit :—Ce jeune homme que nous allons voir est un conscrit réfractaire; la gendarmerie est à sa recherche depuis longtemps, vous ferez bien de ne parler à personne de notre visite. — Je reçus cette confidence telle qu'elle m'était faite et quoique je ne fusse pas charmé d'en être dépositaire, je promis le secret.

Après avoir erré dans une espèce de labyrinthe nous arrivons enfin à une maisonnette, à la porte de laquelle mon ami, après avoir jeté un regard autour de nous, frappa d'une manière particulière et assez mystérieuse. La porte s'ouvrit; nous entrâmes dans une petite pièce, une autre porte cachée dans la tapisserie s'ouvrit en même temps et un jeune homme pâle, assez laid, aux cheveux d'un blond roux, imberbe quoiqu'il eût de 23 à 25 ans, se présenta. Il nous reçut avec politesse, s'excusa sur la négligence de sa toilette et nous fit entrer dans la chambre dont il sortait. Un déjeûner était préparé. Le maître de la maison nous invita par un signe à prendre place et nous nous mîmes tous trois à table. Un instant après entra une femme d'une mise assez négligée. Sa figure régulière semblait altérée par l'inquiétude et la souffrance. Elle me parut enceinte de cinq à six mois.

Lorsqu'elle fut assise à table avec nous : — C'est le portrait de cette dame, me dit Ernest, que mon ami serait flatté de posséder. D'un moment à l'autre il peut-être obligé de la quitter, ce serait pour lui une grande consolation que d'emporter son image. — J'applaudis à ce sentiment, et après le repas je me mis à l'œuvre.

Le genre que j'avais adopté était assez expéditif, c'était l'aquarelle sur vélin. Deux séances suffisaient pour la tête; les accessoires et le fond se faisaient chez moi. Après une séance de deux heures nous nous remîmes en route, avec les mêmes précautions, par le même chemin, et mon conducteur me recommandant toujours la même discrétion. Je la lui avais promise, je lui en renouvelai l'assurance.

Chaque matin mon ami Ernest venait me voir travailler et m'aider de ses conseils. Il me pria bientôt de fixer le jour de ma seconde séance. Nous nous rendîmes une seconde fois au petit ermitage, où même repas nous attendait. Le portrait fut terminé ce jour-là. On fut satisfait de la ressemblance, on m'accabla d'éloges.

Un objet avait frappé mes yeux dans cette maison, dès ma première visite. A l'un des murs de la chambre où nous déjeunions, pendait, attaché à un clou, un ceinturon de

cuir noir, un peu usé, garni de deux fontes contenant des
pistolets demi-arçon, et d'un poignard de huit à dix pouces
de long, emmanché d'un bois noir. Mes yeux se dirigeaient à
chaque instant, malgré moi, vers cet arsenal portatif. Le
maître du logis s'en aperçut : — Vous regardez ma ceinture, me dit-il, avec son accent normand, et ricanant d'un
ton câlin ; c'est que je suis, comme mon ami a dû vous le
dire, un conscrit réfractaire. Quand je me promène le soir,
car je m'ennuie quelquefois d'être toujours renfermé, ou
quand ici je suis seul, si les gendarmes venaient pour me
prendre, ma foi, Monsieur, je me défendrais ! ..

Je m'aperçus à ma seconde visite, que notre hôte avait
la main enveloppée d'un linge blanc, je lui demandai s'il
s'était blessé. — Oh ! me répondit-il, ce n'est rien ; l'autre
jour, à la chasse, mon fusil partit à mon insu, et j'eus la
main un peu écorchée. — Je lui offris de le panser, il ne
voulut pas me montrer sa blessure.

Vers le soir, nous reprimes, mon conducteur et moi, le
chemin de la ville. Les réflexions m'obsédaient, la conversation languit. Rentrés à l'hôtel nous nous mîmes à table
puis nous nous séparâmes. Dès ce moment je crus prudent
d'éviter les occasions de me trouver avec ce jeune homme

distingué, ce M. Ernest, dont les manières aimables et la politesse exquise, m'avaient d'abord séduit. Bien m'en prit, on va voir comment :

Les journaux parlaient depuis quelque temps de bandes de chouans parcourant le pays depuis la Dordogne jusqu'à la Normandie. Composées d'individus mêlés aux habitants des villes et des campagnes elles étaient presque insaisissables et divisées en petits groupes qui trouvaient des secours et des refuges dans les châteaux isolés de la Vendée, de la Bretagne et de la Normandie, elles se rassemblaient, au signal de leurs chefs, pour aller piller, la nuit, les fermes éloignées, et attaquer les maisons des républicains ou des acquéreurs de biens nationaux. Les brigands masqués pénétraient de vive force dans les habitations, saisissaient les propriétaires, les garrottaient, allumaient un grand feu et leur chauffaient les pieds pour arracher à leurs victimes, par cet affreux supplice, soit leur argent, soit des papiers propres à les compromettre. Les malheureux qui espéraient fuir ou tentaient de se défendre étaient massacrés.

Sous prétexte de s'emparer de l'argent du gouvernement, quelquefois ces bandes arrêtaient sur les grand'routes les voitures publiques et les courriers des malles-postes , forçaient les voyageurs de descendre, les faisaient mettre à genoux, la face tournée vers la campagne, et pendant que quelques brigands, le pistolet au poing, les tenaient dans cette attitude, d'autres fouillaient les voitures, vidaient les malles, s'emparaient de tout ce qui était à leur convenance et se retiraient ensuite chargés de butin, permettant à ceux qu'ils avaient dévalisés de continuer leur route.

Ces actes de brigandage devenaient si fréquents et s'exécutaient avec tant d'audace, que les malles-postes et les diligences ne marchaient plus qu'escortées par un piquet de gendarmerie ou de soldats postés sur l'impériale. C'était le sujet de toutes les conversations. On assurait que parmi ces bandits il y avait des gens de la ville. On parlait de Bédesse, fils d'un négociant fort riche et fort connu, de Simon, fils d'un maître tapissier de Rouen. Simon! c'était le nom de l'homme à la ceinture de cuir noir, chez lequel j'étais allé faire un portrait à la campagne. Il vivait, disait-on, avec une femme qu'il avait enlevée à un perruquier de la rue des Charrettes. On donnait pour chef à ces brigands un certain Ernest de Lonchamp, d'une famille noble, qui habitait un château à quatre lieues de la ville, du côté de la Bouille. Ernest de Longchamp était précisément l'aimable ami qui m'avait conduit à l'ermitage de Simon son complice ! Il venait de partir pour Paris, où il avait affaire, avait-il dit !

Qu'on juge à quelles réflexions j'étais en proie, et ce que je pensais des brillantes connaissances que j'avais faites à Rouen ? Bientôt j'appris que la police venait de se livrer à des perquisitions qui avaient amené l'arrestation d'une trentaine de brigands, découverts tant dans la ville qu'aux environs. On citait parmi eux ce Simon avec lequel j'avais déjeûné deux fois ! A cette nouvelle j'eus le frisson. — Ainsi, me disais-je, si le hasard avait voulu qu'on vînt le saisir pendant que j'étais à sa table, j'étais englobé dans une fort vilaine affaire. Simon et son ami Ernest se seraient peut-être défendus et le proverbe : *Dis-moi qui tu hantes, je te dirai qui tu es*, aurait eu pour moi les plus fâcheuses conséquences ! La justice, en pareils cas, commence par s'assurer des présents. J'aurais eu beau dire que je n'étais là que pour faire un portrait de femme, par complaisance, on ne m'aurait pas cru sur parole. Pris en pareille compagnie, et une fois en prison, Dieu sait quand et comment j'en serais sorti !

Le danger n'avait été que trop réel. Aussi, dès ce moment, moi naguère si insouciant, si gai, si communicatif, je résolus de vivre en vrai misanthrope. Me défiant de tout le monde, j'allais me promener seul, occupé de mon passé, rêvant à mon avenir. Si quelqu'un m'approchait, je m'imaginais voir un chouan, un chauffeur de pieds !

Mes pas m'avaient conduit un jour sur le port. Ce mouvement maritime, cette activité du commerce parlait à mon imagination en me donnant un avant-goût de ce que je verrais plus tard. J'admirais un petit navire de l'État se balançant mollement sur ses ancres. C'était un spectacle assez rare dans le port de Rouen, où l'on ne remarque ordinairement que des gabares, des bateaux de transport et quelques petits vaisseaux marchands. Je vis venir à moi un jeune officier de marine en tenue de bord. Il me regarda, je le regardai, et nous nous reconnûmes pour nous être fréquentés à Paris. Il se nommait Félix Amable ; il appartenait à une bonne famille de Lorient et avait reçu une brillante éducation. Il avait d'abord été page de la chapelle de Louis XVI, c'est-à-dire musicien attaché à la cour. La révolution étant venue déranger son avenir, il continua de cultiver la musique pour s'en faire une profession. Il entra au Conservatoire que l'on venait de reconstituer sous le nom d'Institut national de musique. En 1796, il se disposait à débuter au théâtre de l'opéra comique, et c'est alors que je fis sa connaissance. Doué d'un physique agréable, d'une fort belle voix, bon musicien, élève particulier du fameux Garat, Félix avait tout pour réussir. J'assistai à son début. Malgré ses talents, ses protecteurs et les mains infatigables de ses amis, il n'obtint qu'un succès plus que médiocre. Cet échec le dégoûta de la carrière des arts. Dès ce moment je l'avais perdu de vue.— Voyant, me dit-il, que Thalie et Melpomène m'étaient hostiles, je retournai à Lorient dans ma famille. J'entrai à l'école de marine, et bientôt admis dans la marine militaire, je fus successivement novice, aspirant et enfin ce que je suis aujourd'hui, enseigne de seconde classe. On m'a donné le commandement du cutter que vous voyez ici. Je suis venu charger des toiles à voiles, des cordages et des tonnes de goudron que je dois transporter à Cherbourg où l'on équipe une flotte dont on ne connaît pas la destination. Le temps presse je dois démarrer après-demain au plus tard.

Nous dînâmes ensemble et à mon tour, je lui racontai mon histoire depuis notre séparation, et surtout mes aventures de Rouen. Il en rit beaucoup. Après avoir gaîment passé la journée, nous nous séparâmes en nous promettant de nous revoir en ce monde ou dans un autre ; ce qui nous arriva en effet, comme on le verra dans la suite.

J'étais vraiment heureux d'avoir fait cette rencontre. Il

me semblait que j'étais purifié d'un contact impur et que je renaissais à un monde meilleur.

Après le départ trop précipité de Félix, je recommençai mes promenades solitaires. Le port avait pour moi un attrait particulier, j'y retournai souvent. Un jour je m'entends appeler par mon nom. C'était la servante de mon hôtel qui toute haletante courait après moi. Elle me pria de retourner bien vite avec elle ; le garçon du café du théâtre en tombant du haut d'un escalier s'était cassé le bras. Je suivis cette femme. Nous arrivons, un monsieur tenait le bras du blessé, il avait demandé du linge, et disposé un appareil fort bien confectionné qu'il se préparait à appliquer. Je jugeai à la manière dont il s'y prenait qu'il était homme de l'art, et, loin de prendre sa place je lui servis d'aide. Saisissant le membre par la partie supérieure, je fis la contre-extension. La fracture réduite, le bandage parfaitement appliqué et le bras placé dans une écharpe, nous envoyâmes le malade se reposer. Le monsieur se disposait à achever le petit verre qu'il avait demandé avant l'accident. D'un air poli et affectueux il m'en offrit un. J'acceptai, nous trinquâmes ensemble. C'était un jeune homme de 23 à 25 ans, grand, brun, le regard doux et expressif, l'air un peu mélancolique. Sa mise était recherchée, ses manières gracieuses, mais sa conversation n'était pas abondante. Quelques monosyllabes seulement sortirent de sa bouche ; encore, comme s'il avait craint d'être entendu, les prononça-t-il si bas, qu'ils furent pour moi inintelligibles, et je ne pus y répondre. Nos petits verres achevés, il prit son chapeau, passa au comptoir et me salua. Je lui présentai la main, il la serra poliment, s'inclina de nouveau et sortit sans m'en dire davantage. Je le suivis des yeux en me disant tout bas : Ce jeune homme n'est pas discoureur ; et me retournant vers la dame du café, je lui demandai quel était ce monsieur qui s'était trouvé là si à propos pour panser le blessé ? Le dame se mit à sourire, parut hésiter à me répondre et finit par me dire :— Est-ce que vous ne le connaissez pas ? — Non, répondis-je, car je suis étranger à la ville. — C'est Ferrez, me dit-elle, le fils aîné du bourreau, lui qui doit un jour prendre sa place... — Un je ne sais quoi d'indéfinissable me courut par toutes les veines. Je me sentis pâlir... et puis rougir... — Après tout, me dis-je enfin, comme pour me raffermir, c'est un homme comme un autre ; il a peut-être des sentiments très-honorables. Le sort l'a pourvu d'un état que, libre, il n'aurait point choisi. Est-ce sa faute si la Providence l'y a condamné par le fait seul de sa naissance ?

Ces réflexions philosophiques, par un retour tout naturel.

me conduisirent à me demander pourquoi moi-même, à mon entrée dans le monde, je me trouvais exposé, en si peu de temps à des rencontres si étranges ? — Quoi ! me disais-je, la première personne à la quelle je m'attache dans ce pays, parce que je la trouve aimable, spirituelle, polie , c'est un chef de brigands ! Ma seconde connaissance, c'est un complice du premier ; c'est un voleur de grand chemin , c'est un assassin ! — En effet, on se rappelle la blessure de Simon. C'est que dans l'intervalle des deux séances données au portrait, il s'était trouvé dans une affaire où il avait été blessé d'un coup de feu à la main gauche. Il avait tué le cheval d'un gendarme d'un coup de pistolet, et d'un second coup cassé l'épaule du cavalier. — Oh, me dis-je, la terre de Normandie m'est contraire ! En moins de deux mois j'ai bu et mangé avec des chouans, des chauffeurs de pieds , et choqué le verre avec le fils de l'exécuteur des hautes-œuvres ! Le crime et le bourreau ! Fuyons au plus vite, sortons de l'enfer où mon inexpérience du monde m'a jeté. Allons faire connaissance avec les corsaires, nous y serons en meilleure compagnie. —

Ma résolution fut prise et mise à exécution sur le champ: le lendemain matin, j'étais sur la route du Hâvre-de-Grâce.

CHAPITRE II.

Arrivée au Hâvre, connaissance que je fis avec les officiers du
navire où j'allais être attaché.
Embarquement singulier. Navigation.
Visite à Ténériffe, son pic que l'on voit de vingt lieues.
Liaison que je fais avec le lieutenant Quimper, son caractère.
Après un beau temps, nous éprouvons à la hauteur des Açores
une tempête, pendant laquelle nous éprouvons de grandes
avaries, nous perdons plusieurs hommes dont un mousse
qui eût la tête emportée sans qu'on sache comment, et qui
nous fait dériver jusqu'aux îles Bermudes. Là nous sommes
chassés par un brick anglais que malgré le piteux état où
nous avait réduit cette horrible bourrasque, nous mettons
hors de combat. Nous perdons encore plusieurs hommes et
entre autres le lieutenant Quimper qui fut tué d'un boulet
près de moi.
Enfin, nous arrivons après mille dangers à Saint-Domingue, et
nous allons nous blottir au port de Paix quatre lieues avant
d'arriver au cap, ne pouvant aller plus loin tant notre pauvre
embarcation est désemparée.

A mon arrivée, mon premier soin fut de me rendre chez

un M. Lemaire, agent de la compagnie de Saint-Malo. Je fus

2

d'autant mieux accueilli qu'il connaissait mon oncle parti-
culièrement.

M. Lemaire me conduisit chez le capitaine Vigier, qui
devait commander notre navire. C'était un homme d'une
quarantaine d'années, de taille médiocre, mais robuste. Il
était marin depuis son enfance et s'était distingué soit
comme capitaine marchand, soit comme capitaine de
corsaire. Il avait navigué avec les frères Surcouf dont il
était resté l'ami. Il était Bordelais, et quoique gascon,
c'était un homme franc et loyal. Il m'invita à déjeûner à
sa pension, où je trouverai, me dit-il, les autres officiers
du bord. Au dîner, devenu leur commensal, j'étais aussi
familier avec tous ces messieurs que si j'avais vécu vingt
ans avec eux.

Le second avait longtemps navigué avec le capitaine
Vigier, ils étaient fort liés ensemble. C'était aussi un fort
brave et fort bon officier de marine. Il était jeune encore
et se nommait Isambert de Poullac.

Le lieutenant, nommé Quimper, était un homme fort
remarquable, d'un abord froid, plein de réserve, et de
politesse. Il était de Saint - Malo. Agé de 35 à 36

ans, il avait voyagé dès son enfance avec son père, capitaine marchand ; puis il avait abandonné cette carrière, pour en suivre une autre, mais il l'avait reprise, forcé par les circonstances, comme on le verra bientôt.

Voilà les officiers avec lesquels j'allais m'embarquer. Le reste de l'équipage se composait de 85 hommes, matelots de tous grades et volontaires. Ces derniers étaient des hommes d'action engagés sans beaucoup de choix, parmi lesquels il se trouvait peut-être quelque complice de Simon et d'Ernest de Longchamp.

Le navire qui allait nous emporter était un joli petit brick allongé, bien gréé, jaugeant 350 tonneaux environ, portant une batterie de douze canons, de douze sur son pont, deux cannonades de vingt-quatre sur l'arrière, et quelques forts pierriers. Il était réputé bon voilier, et frisait la lame comme un poisson volant. Son nom était la *Poule-d'Eau* ; mais pour donner le change aux anglais, il allait prendre celui de *Baliveau*.

Les réparations étaient terminées. Les Anglais, pour qui l'armement d'un corsaire était une grave affaire, car ils commençaient à nous craindre plus que la haute marine, avaient à l'entrée du port des croiseurs prêts à nous capturer à la sortie de la rade. Nous attendîmes un gros temps pour avoir la passe libre. Ce moment arriva. Le 25 avril on appareilla, et à cinq heures du soir à la marée descendante, avec une bonne brise de terre, une brume assez noire, nous partîmes à l'insu de l'ennemi.

C'est la coutume des marins, lorsqu'ils quittent un port, de faire à leurs amis et à la terre qu'ils ne reverront peut-être plus, leurs adieux par un bon dîner. Le nôtre avait duré vingt-quatre heures. Commencé la veille, il se prolongea le lendemain jusqu'au moment de l'embarquement. Mes camarades me parlaient du mal que souffre un parisien qui n'a jamais senti l'odeur du goudron, le mouvement d'un navire sous ses pieds. Ils m'assuraient que pour échapper au tribut que tout novice doit payer à la mer, il fallait avant de s'embarquer, bien boire, bien manger, en un mot, qu'on me passe l'expression, être plein. Ce moyen ne me paraissait pas très-rationnel. Néanmoins, je le suivis et si bien qu'au moment du départ, lorsque bras dessus, bras dessous, nous gagnions le canot en chantant, j'avais besoin de soutien. Littéralement je fus hissé sur le pont. Sur ce plancher mouvant mes jambes me refusèrent tout service. Je me laissai fléchir. Mes amis envoyèrent chercher mon matelas dans ma cabine. Ils me placèrent contre un affût, la tête appuyée au bastingage et me couvrirent de mon manteau. Malgré le bruit des vents dans les voiles et les haubans, malgré les manœuvres qui s'exécutaient autour de moi, je m'endormis. Je ne me réveillais que le lendemain à trois heures de l'après-midi. Lorsque j'ouvris les yeux, tous mes camarades, le capitaine en tête, formait un cercle autour de moi, riant comme des fous, ils étaient en train, m'assurèrent-ils, de dire *un de profundis* et après le *resquiescat in pace,* ils allaient me jeter à la mer, me croyant mort, bien mort. Je me mis à rire avec eux et je m'informai si nous allions bientôt sortir de la rade. Ils m'apprirent que c'était une affaire faite depuis la veille au soir. Je leur demandai alors à déjeûner. Ils me répondirent que le dîner venait de finir.— Où sommes-nous donc, leur dis-je ? — A quatre-vingt lieues du Hâvre, répondit le capitaine, sur les côtes de Bretagne, près d'entrer dans le golfe de Gascogne.

A mesure qu'on me parlait, mes esprits se raffermissaient peu à peu. Quand je ne fus plus un objet de risée pour ces messieurs je me recueillis et je songeai à mes parents, à mes amis et surtout à ma bonne mère dont je me représentais l'anxiété. Mais ces réflexions étaient tardives ; la bombe était lancée. Je me résignai.

Je me levai pour essayer de marcher ; mais les roulis et

le tangage modifiaient singulièrement mon équilibre. Un mousse m'apporta de la part du capitaine une tasse de fort café avec son accompagnement indispensable. Le mal de tête qui me tenait encore se dissipa; je retrouvai de l'aplomb, et dès ce moment je me mis à arpenter le pont comme si je n'avais jamais fait autre chose de ma vie. En somme j'avais échappé au mal de mer, mais à quel prix ! Je ne conseille à personne, en pareil cas, de suivre mon exemple !

Nous allions quitter le golfe de Gascogne et bientôt doubler le cap Finistère. Là un vent vigoureux que l'on rencontre à tous les caps, nous remua la bile pendant vingt-quatre heures. Je contemplais l'immensité de cette mer qui me paraissait sans limites. J'en admirais la profondeur; la transparence des eaux me permettait de voir des myriades de poissons de formes et de tailles différentes. Des compagnies de marsouins au mufle long, à la tête conique et tronquée, aux mouvements vifs et gracieux, semblaient se jouer autour de notre navire, et le suivre par plaisir. Les vieux marins me montraient des bonites, des thons, des dorades. Ils me faisaient surtout remarquer, flottant sur l'onde, les poissons que l'on appelle galères, parce qu'ils ont sur le dos une espèce de crête en forme de voile mouvante qu'ils déploient au vent et qui les aide à diriger leur marche. A

la première vue, on prendrait ces galères pour des intes-
tins d'animaux terrestres.

Lorsque nous eûmes dépassé le Cap, une température
assez chaude nous annonça l'approche des vents alizés. C'est
là que je vis des poissons volants, espèces de cabots ailés,
victimes infortunées des habitants de la mer, de la terre et
des airs. Car s'ils quittent l'eau pour échapper à la dent des
bonites et surtout des dorades, ils sont saisis par le bec des
oiseaux de mer qui paraissent en être très-friands. S'ils
échappent à ce double danger, et que dans leur vol éperdu,
ils tombent sur quelque navire, les matelots en font des fri-
tures dont ils semblent fort amateurs. J'ai goûté de ce mets;
je n'y suis pas revenu. Les requins sont aussi très-communs
dans ces mers. J'en vis un qui suivait notre navire. C'était
un animal de sept à huit pieds de long, le dos brun-verdâ-
tre, le ventre blanc. Il nage lentement, lourdement et paraît n'avoir pas la vue très-bonne. Il est toujours entouré de
myriades de petits poissons un peu plus gros que la sar-
dine. On dirait un maître au milieu de serviteurs qui l'ac-
compagnent pour guider et protéger sa marche. Aussi les
appelle-t-on pilotes. On jeta à la mer un morceau de viande
salée retenu par un fil. Aussitôt les petits pilotes s'assem-
blèrent autour de l'appât pour le reconnaître; puis ils re-
tournèrent près du requin comme pour lui dire : — Mon-

sieur est servi. — Celui-ci s'avançant se mit sur le dos pour
saisir sa proie. En ce moment des matelots qui s'étaient
apprêtés d'avance lui lâchèrent cinq ou six coups de fusil,
parce que le ventre est l'endroit le plus vulnérable, mais
l'animal ne parut pas s'apercevoir de la décharge et se retourna tranquillement. Il est probable néanmoins qu'il avait
été atteint, car quelques heures après nous ne le vîmes
plus.

Nous avancions lentement. Il y avait vingt-deux jours
que nous étions sortis du hâvre et nous étions à peine arrivés au 28e degré de latitude. Après un grain qui s'était
calmé vers midi, la vigie cria du hunier : *Terre !* Nous
aperçumes une grande colonne blanc-grisâtre, entourée de
nuages à son sommet. Elle semblait sortir de la mer et ne
s'arrêter que dans le ciel. C'était le pic de Ténériffe. Nous
en étions encore à plus de vingt lieues. Le capitaine jugea
à propos de faire une courte relâche dans cette île. Le lendemain ou le surlendemain nous nous dirigeâmes vers le
port de Santa-Cruz. En vue de la rade notre navire se mit
en panne. La mer était plate et unie comme de l'huile. On
mit la grande embarcation à l'eau. Isambert, notre second,
y descendit avec huit matelots, et moi en amateur. Vers
onze heures du matin nous atteignîmes le port. Il était
presque désert. Quelques marins dont les navires étaient en

rade, quelques soldats de garde, des mendiants déguenillés rodant autour de nous, quelques moines au regard dédaigneux, des jeunes filles rieuses, aux cheveux noirs, lisses et brillants, voilà tout ce que nous vîmes de la population de Santa-Cruz.

Renseigné et même guidé par quelques unes de ces femmes aussi obligeantes que jolies, Isambert fit en peu de temps des provisions de toute espèce en fruits du pays, oranges, dattes, bananes, figues, ananas, raisins secs nouveaux. Il acheta même une barrique d'excellent Malvoisie qui est le vin du crû. Pendant ce temps là nos matelots s'approvisionnaient d'eau.

Après être restés six ou sept heures à terre nous gagnâmes une petite baie entre deux falaises voisines du port. Delà le pic qui se voit de si loin, nous parut superposé sur une grosse montagne couverte çà et là de forêts, de rocs noirs et de neige. Au dessous se dessinent de sinueuses et verdoyantes vallées. En quelques coups de rames nous rejoignîmes notre navire qui avait à peine quitté la place où nous l'avions laissé.

Cependant à l'approche de la nuit une brise venant du

Nord-ouest nous prit, et, toutes voiles dehors, nous com-
mençâmes à cingler vigoureusement. Le temps était beau,
le ciel pur, les nuits délicieuses. Que de fois, retenu sur le
pont par la fraîcheur de la brise, j'ai passé une partie de
ces nuits à contempler cette beauté majestueuse de la nature qui, par une sorte de compensation, semble avoir été
réservée à l'admiration exclusive du marin ? Qu'on se figure
la pleine lune, comme une vaste lampe, suspendue à une
voûte bleu foncé, toute parsemée de brillantes étoiles éclai-
rant de sa douce lumière cette immense nappe d'eau ; la
surface de la mer resplendissant au loin d'innombrables
étincelles ; notre navire, comme une coque légère, glissant
silencieusement sur l'onde transparente et laissant derrière
lui un long sillage de feu ! Tel est le spectacle qui s'offrait
alors à mes regards ravis ! Spectacle qui ne s'effacera jamais
de mes souvenirs quoique ma plume soit impuissante à en
décrire les magiques effets.

Le matin j'allais souvent m'asseoir dans quelque coin pour
lire loin du bruit et des distractions. Le lieutenant Quimper se
promenait souvent seul sur le pont. A l'exception des heures
de repas il s'isolait aussi et ne repondait, mais toujours poliment, que par monosyllabes à ceux qu'il rencontrait. Un
jour il fut plus communicatif. Me trouvant sur l'arrière, un

livre à la main, il s'approcha et me dit en souriant : — Toujours en lecture ! — Que voulez-vous, lui répondis-je sur le même ton, je suis encore jeune et j'ai besoin de m'instruire. — Vous aimez donc l'étude ? — Oui, lui dis-je, je la trouve plus agréable que le bruit et les folies de nos bons camarades. Tout dépend des goûts. — Et moi aussi, me dit-il, en soupirant, et moi aussi j'aimais l'etude et j'ai beaucoup travaillé dans ma jeunesse ; mais cela ne m'a pas beaucoup servi puisque la nécessité m'a fait changer de profession. Et comment cela, lui dis-je, car vous piquez ma curiosité ! — Oh ! c'est toute une histoire !... oui, mon ami, ajouta-t-il, après une courte pause, avec une certaine réserve et d'un ton presque mystique, c'est toute une histoire. Il s'assit alors près de moi, et me prenant la main il me dit avec un sourire mélancolique : — Il y a longtemps que j'avais envie de faire avec vous plus intime connaissance. Vous êtes de ceux avec qui l'on sympathise à première vue. J'ai appris à me défier des hommes ; mais il en est à qui l'on aime à se confier. — Vous avez donc été bien froissé pour vous trouver dans une disposition d'esprit qui ressemble à la misanthropie ? — Jugez-en, me dit-il :

« — Je suis né à St. Malo. Mon père était capitaine de « vaisseau marchand. J'avais deux frères qui le furent

« aussi. Ils sont morts tous deux, l'un à Lima, l'autre à
« Saint-Domingue en 1793. Encore enfant je fis un voyage
« avec mon père. Il voulait s'assurer si cet état me con-
« viendrait. A notre retour, j'avais 14 ans, il me mit au
« collége de Dinan où je fis mes premières études. J'étais en
« seconde lorsque l'on conseilla à mon père de me placer
« au séminaire de Rennes. Les Bretons sont fort religieux.
« Mon père me consulta. Il vit que je n'avais aucune répu-
« gnance à embrasser l'état ecclésiastique. J'entrai donc au
« séminaire et je n'en sortis qu'à 25 ans, prêtre. On me
« donna une petite cure dans le voisinage de Saint-Malo.
« J'y vivais tranquille. J'étais heureux au milieu de mes
« pieux villageois. Mais la révolution et la guerre de la
« Vendée ont tout détruit. Malgré les larmes de mes pa-
« roissiens je fus chassé de ma cure. Je me vis forcé de
« chercher une autre position. Je ne voulus me jeter ni
« dans le parti de la révolution, ni dans le parti royaliste
« qui fut si brave et si malheureux. De chaque côté il
« n'y avait place que pour les intrigants. J'étais prêtre et
« je ne voulais pas démentir mon caractère. Après deux
« ans d'attente, me trouvant seul sur la terre, car mon
« père et ma mère venaient de mourir la même année, et
« craignant d'être inquiété comme prêtre réfractaire, je
« passai dans l'île de Jersey où se trouvaient plusieurs

« personnes de la connaissance de ma famille. Je savais
« assez de mathématiques pour suivre un cours de pilo-
« tage. Je me livrais à cette étude et, en 1797, je fis mon
« premier voyage, comme lieutenant, à bord d'un vaisseau
« marchand qui faisait voile pour Pondichéri ; et dix
« mois après, mon second. C'est, me dit-il, en me pre-
« nant la main, celui que nous faisons ensemble. — On
« parle d'un concordat, lui dis-je, et il est à croire que
« l'Église va se reconstituer et reprendre son ancienne
« splendeur, son premier soin sera de rassembler ses
« ministres dispersés. — Oh ! oui ! me dit-il, mais reste à
« savoir si elle voudra recevoir en son giron un corsaire !
« J'espère bien cependant, ajouta-t-il en riant, ne pas mou-
« rir sans être rentré dans les rangs de sa milice. Je n'ai
« rien fait jusqu'à présent qui puisse m'en rendre indigne.
« La guerre sur un vaisseau, avec lettre de marque,
« ne peut déshonorer un homme puisqu'elle est faite avec
« l'autorisation et dans l'intérêt du pays. Après tout il
« faut vivre : Dieu le veut. » — Nous nous mîmes à rire
ensemble. Le pauvre garçon ! je ne l'avais jamais vu si
gai, ni si expansif. Sa confidence m'avait inspiré beaucoup
d'intérêt. Nous nous liâmes ensemble et, dès ce moment,
il n'eut plus de secret pour moi. Malheureusement cette
amitié sincère ne fut pas de longue durée.

Nous approchions des Iles Açores et nous allions nous

diriger du côté des Antilles, lorsqu'un soir un frémissement de tout le navire se fit sentir et nous annonça une
bourrasque. Le capitaine nous quitta brusquement pour
monter sur le pont. Nous entendîmes bientôt à son commandement précipité que la situation était grave. La mer
s'élevait autour de nous en vagues furibondes et claquait
sur le bordage pour retomber en masse sur le pont. Elle
aurait tout enlevé, si l'on n'avait eu la précaution de tout
amarrer solidement. Toutes les voiles étaient carguées.
Officiers, matelots et volontaires tout le monde était aux
manœuvres, au travail. Les pompes allaient continuellement. Un roulement sourd et quelques éclairs traversaient
la brume épaisse et noire qui nous enveloppait. On était
les uns sur les autres et l'on ne se voyait pas. Nous avions
le vent à tribord. Le capitaine s'était mis à la barre pour
gouverner lui-même notre triste embarcation et l'empêcher
de se mettre en travers à la lame. Sans son courage et son
sang-froid nous aurions infailliblement sombré.

J'étais sur le pont me tenant à une amarre bien fixée, je
gênais plutôt que je n'étais utile. Il me prit envie de descendre dans ma cabine. Mais il fallait y arriver. Toutes
les écoutilles étaient fermées. Je parvins à ouvrir celle de
l'escalier que je refermai aussitôt pour n'être pas suivi
d'une voie d'eau. Je me couchai. Puisque je ne puis rien
là haut, pensais-je, du moins je ne serai pas emporté par

une vague ou un coup de vent ; et s'il faut y passer, je me
noierai ici aussi bien que les autres. Le miracle de Jonas
se représentait à mon esprit. — Si quelque cétacé, me disais-je, pouvait me reporter aussi sain et sauf au Hâvre-de-
Grâce.

Cependant je ne riais pas. A chaque mouvement du
vaisseau je me heurtais le nez contre la carlingue. Je n'y
tins pas un quart-d'heure. Un instinct me disait d'ailleurs que je devais être sur le pont comme tout le monde
et j'y retournai. Le temps était affreux. Le capitaine n'a-
vait pas quitté la barre. Je m'approchai de lui, non sans
peine, et je lui demandai s'il ne prendrait pas volontiers
quelque chose. Il accepta. Le pauvre homme aurait été
gelé, s'il n'avait sué de fatigue et d'inquiétude. Les feux,
bien entendu, étaient éteints. Je cherchai mon mousse et
l'envoyai prendre dans ma caisse une bouteille qu'il connaissait. C'était de l'élixir de Garus, excellent tonique,
capable de réchauffer un mort. Le mousse arriva, tenant
la bouteille d'une main, une tasse de l'autre. Je les pris
et versai une bonne dose de cette liqueur que je présentai
au capitaine. Je remis la bouteille à l'enfant. Nous étions
placés à quatre pieds de distance environ, formant un trian-
gle dont chaque extrémité était occupée par l'un de nous.
Tout-à-coup j'entends un bruit sourd, je me sens en même
temps la figure frappée de quelque chose de mou, de chaux

et de collant, une masse lourde et molle roule sur mes pieds, j'entends la bouteille se casser près de moi.

L'obscurité était si profonde que, malgré la lanterne qui était près de nous, nous ne pouvions rien voir. Je me baissai pour toucher l'objet que je sentais appuyé contre mes jambes. Je le parcourus de la main. C'était le corps du pauvre mousse. En passant de l'épaule à la tête, je touchai une masse de chairs molles mélangée de corps aigus. C'étaient les fragments d'os de son crane; sa tête venait d'être emporté par un projectile, bien que nous n'eussions entendu aucune détonation. C'est sa cervelle qui m'avait jailli au visage. Le cadavre relevé et mis dans un coin, on continua de travailler à sauver le navire. Ce ne fut que vers sept heures du matin que la bourrasque commença à se calmer. Le ciel s'était tout-à-fait éclairci, il nous fut permis de nous reconnaître et d'apprécier tout le mal que nous avait fait cette nuit funeste. Trois matelots avaient été emportés à la mer en carguant les voiles avec précipitation, au commencement de la tempête; plusieurs pièces du bordage avaient été enlevées; le navire avait éprouvé un ébranlement général qui lui avait fait courir les plus grands dangers. Un moment nous nous étions crus perdus, et quand nous pûmes nous voir, nous nous comptions et nous nous regardions les uns les autres, comme étonnés de nous trouver encore vivants.

Le capitaine après avoir rassemblé ses officiers et donné des ordres pour réparer au plus vite, en marchant, les principales avaries, reconnut que, dans cette nuit fatale, nous avions dérivé de plus de 50 lieues au Nord. Car, à midi, nous nous trouvions au 38e degré de latitude Nord et la veille, au moment où nous fûmes pris par cette tempête, vers le 30e degré, ayant les îles Açores, 600 brasses derrière nous. Nous allions droit au banc de Terre-Neuve, si un vent Nord-Est qui soufflait à l'arrière ne nous eut permis de reprendre notre route.

Quand on fut tout-à-fait remis, on alla voir le corps du pauvre Oreillard, bon petit Normand de 14 à 15 ans, fort adroit et fort intelligent. On cherchait à deviner la cause de sa mort. Chacun donnait son explication. Le capitaine nous dit que lorsque nous allions à la dérive, le vent soufflant trois quarts largue, à bâbord, il était probable qu'un navire aussi embarrassé que nous l'étions nous-mêmes, passa près de nous à tribord, sous notre vent. Que nous ayant entendus et nous ayant sans doute hélés à plusieurs reprises inutilement, il avait, quand il nous eut surpassés, tiré un coup de canon de ses pièces de retraite, sans que nous ayons pu entendre la détonation dont le bruit et la fumée avaient été emportés de son côté par le vent. Cette hypothèse était la plus vraisemblable ; mais elle ne nous

3

rendait par notre pauvre mousse, dont le corps, l'après-midi, fut jeté à la mer. C'était le dernier service que nous pouvions lui rendre.

Nous suivions notre route, réparant autant que possible les avaries éprouvées pendant cette nuit de malheur. L'eau ne cessait de sourdre dans la cale et nous étions obligés d'avoir continuellement des hommes aux pompes. Nous avions bon frais et nous étions à la hauteur des îles Bermudes où les Anglais avaient une station lorsque notre vigie cria : *Navire !* Bientôt nous aperçûmes un vaisseau que nous reconnûmes, à son gréement et à sa batterie, pour un fort brick anglais, armé en guerre. Nous n'avions pas envie, dans l'état où se trouvait notre pauvre coquille, de nous mesurer avec lui et nous manœuvrions de manière à l'éviter. Mais il nous avait vus et il cherchait à nous gagner de vitesse et à prendre le vent sur nous. Dans l'après-midi il nous donna une vigoureuse chasse et, arrivé à portée de canon, il nous lança une bordée à laquelle nous répondîmes par la nôtre. Nous en échangeâmes ainsi plusieurs ; mais nous marchions toujours, sans engager le combat. Nous conservions toujours le vent et lui présentant notre arrière nous lui lachâmes à notre tour, deux boulets de 24 de nos caronades de retraite. A l'instant nous vîmes sur son pont un mouvement extraordinaire,

signe certain de quelque grave avarie. Nous n'étions plus
qu'à une petite demi-portée de canon. Nous lui envoyâmes
une semblable décharge. Sa marche se ralentit aussitôt.
Décidément nous lui avions fait grand mal. Il cessa de nous
poursuivre. Nous fûmes enchantés d'être débarrassés de
cette inquiétante rencontre.

Ce combat que nous ne cherchions pas, nous avait fort
endommagés. Les premières bordées de l'ennemi nous
avaient blessé, et tué plusieurs hommes ; entre autres, à
mon grand désespoir, notre brave lieutenant Quimper. Je
le vis tomber dans l'action. Je courus à lui. Il était là
étendu ; mais la vie l'avait déjà quitté. Un boulet lui avait
littéralement coupé la colonne vertébrale. Il n'a pu avoir
la conscience de sa triste fin. Lui qui espérait un jour,
grâce au concordat, revêtir encore la robe sacerdotale, ne
s'attendait pas à une mort si prochaine. Il était aimé et
estimé de tous ses camarades, supérieurs ou inférieurs,
comme un brave marin et un honnête homme. Moi, je
perdis en lui un ami sincère, je le crois, près duquel,
arrivé aux colonies, je me proposais de passer les moments
les plus agréables.

Après avoir donné au lieutenant Quimper et aux autres
victimes de ce combat, un juste tribut de regrets, il fallut
songer à réparer encore les nouvelles avaries que nous

venions d'éprouver à boucher les trous des boulets que nous avions reçus dans notre échantillon et par lesquels l'eau pénétrait de plus belle. Nous avions encore cinq ou six jours de navigation pour arriver à Saint-Domingue. C'était beaucoup pour un navire qui faisait eau de tous côtés. Nos vivres étaient avariés. Vingt-sept hommes étaient malades ou blessés. Ceux qui restaient debout, accablés de fatigue, suffisaient à peine aux manœuvres. Arriverions-nous sans nouvel encombre? Enfin nous abordâmes à Saint-Domingue. Pour nous rendre au cap qui nous était désigné comme lieu de relâche dans notre itinéraire, nous fûmes obligés de filer de nuit, dans l'espèce de manche qui sépare l'île des Tortues de celle de Saint-Domingue, autant pour éviter les croiseurs Anglais que pour arriver plus promptement au port de Paix qui n'est qu'à quatre lieues en avant du cap et nous y enfoncer dans un coin sûr. Il était temps. Si nous avions été forcés de marcher encore quelques jours, il est certain que nous serions restés en route. On était au 3 juin. Il y avait quarante jours que nous étions en mer. Notre navire, comme je l'ai dit, avait la réputation d'être bon voilier et de filer 12 à 14 nœuds à l'heure; mais il paraît que dans ce voyage, le vent ou lui-même avait eu des caprices.

CHAPITRE III.

Arrivée presque miraculeuse à Saint-Domingue, nous débarquons au port de Paix, à 4 lieues avant d'arriver au Cap
Français ne pouvant aller plus loin; tant notre navire était
en mauvais état.

Je me rends le lendemain au Cap pour y conduire à l'hôpital
mes blessés et malades assez nombreux.

Etat du pays. Liaison que je contracte avec des colons et
entr'autres avec M. Vanhaërs et sa famille, *Mirza* sa
fille. — Toussaint Louverture et ses généraux. Les insurgés,
l'armée noire disciplinée.

Pendant les neuf mois que nous passons dans ce pays, nous
réparons les graves avaries qu'avait éprouvé notre navire,
nous recomplétons notre équipage décimé par le combat, et
les maladies, nous les remplaçons par des marins indigènes,
nègres et mulâtres, parmi lesquels s'en trouve un nommé
Figaro, remarquable pour son instruction et sa bravoure.

Notre navire étant réparé, prêt à reprendre la mer, nous
nons disposons à partir. Séparation douloureuse, la famille
Vanhaërs, et *Mirza*, funeste pressentiment de cette jeune
fille, son désespoir au moment du départ, ce qu'elle me dit
en me quittant.

Nous voilà donc arrivés à Saint-Domingue et blottis dans
le petit port de Paix.

Nos malades et nos blessés, au nombre de vingt-sept, furent placés sur une barque du pays, pour être conduits à l'hôpital de la Providence au Cap. Je fus chargé de ce soin. Je les accompagnais et je restais près d'eux pour suivre les progrès de leur guérison.

Le capitaine, de son côté, fit désarmer notre navire qui était dans le plus triste état. J'en pus juger une quinzaine de jours après le débarquement, lorsque je retournai visiter mes camarades au port de Paix. Outre l'écartement que nous avions éprouvé pendant cette tempête des Açores, le flanc et la hanche de bâbord étaient criblés. Le pied même du grand mât avait été atteint. Un boulet qui y était resté l'entamait de plus d'un quart. Les réparations se multipliaient à mesure qu'on travaillait. A peine un trou était bouché qu'on en découvrait dix autres. — Il faut, me dit le capitaine, que, les réparations du Hâvre aient été bien mauvaises. Je ne m'étonne plus des voies d'eau que nous faisions. Encore quelques jours de marche et nous étions perdus ! Je ne sais vraiment quand et comment nous parviendrons à nous remettre à flot. Nous avons trois charpentiers à l'hôpital. Il me faudrait dix ou douze ouvriers de plus et je n'en puis trouver dans ce maudit pays. A tout moment ils désertent pour courir marrons avec les insurgés.

Nous étions donc au port de Paix pour un temps dont il était difficile de prévoir le terme.

Après avoir passé une semaine avec tous ces messieurs qui s'ennuyaient beaucoup à terre, je revins au Cap où je vivais aussi en marin désœuvré car ma visite à l'hôpital n'était pas une occupation. J'y rencontrais des marchands et des marins étrangers dont les navires étaient en rade; de jeunes créoles au teint bazané ; des officiers noirs de l'armée de Christophe, à qui Toussaint Louverture avait confié le commandement des forts qui dominaient la ville ; quelques colons propriétaires, qui, ayant su se plier aux exigences du dominateur, étaient restés sur leurs plantations.

Parmi ces derniers se trouvait un certain M. Vanhaërs qui avait été officier de marine au service de la Hollande. Il avait fait la guerre aux Indes où il avait gagné assez d'argent pour acheter, à son retour, la propriété qu'il habitait dans une espèce de faubourg au haut Cap, sur une partie du morne qui avoisine la ville du côté de la grande rivière. C'était un homme d'une cinquantaine d'années. Il venait souvent au café avec un de ses fils, jeune et fort beau mulâtre. Il était d'Anvers, mais il passait pour français.

A ce titre je liai conversation avec lui. D'abord assez froid, mais poli, il devint bientôt communicatif et af-

fectueux. Il m'invita donc à visiter sa plantation où il occupait une soixantaine de nègres. J'acceptai avec empressement. Il vint me prendre le lendemain au café à sept
heures du matin ; il m'y avait donné rendez-vous.

La ville, par sa partie supérieure, tient au faubourg. En
un instant nous fûmes chez lui. Son habitation dont le devant donnait sur la route, quoique presque entièrement
construite en bois, était d'assez belle apparence, flanquée à
droite et à gauche de vastes hangars et bâtie entre cour et
jardin. Dans la cour fermée par une grande palissade,
s'élevaient des arbres de diverses espèces et d'une vigueur
extraordinaire. Derrière la maison était le jardin, rempli
des légumes et des fruits du pays ; sur le côté du jardin les
cases des nègres ; en face les écuries ; au fond une sucrerie considérable. Dans cet enclos qui me parut avoir plus
de vingt arpents d'étendue, allaient et venaient des nègres,
des femmes, des enfants, tous occupés des travaux de l'habitation.

Le corps de logis était spacieux, simplement orné, mais
tout y respirait l'aisance et la propreté. A peine y fûmes-
nous entrés qu'un excellent verre de Tafia nous fut servi
par une belle femme noire, de trente à trente-cinq ans au
plus, grande, svelte, d'une figure agréable, dont les traits
réguliers avaient, malgré sa couleur, quelque chose de ma-

jestueux. Son madras, élégamment placé sur sa tête, ses cheveux frisés sans être laineux, sa mise créole, tout donnait à sa personne un air gracieux et coquet.

Nos verres vidés, M. Vanhaërs me mena voir ses plantations qui s'étendaient sur le haut du morne et sur le versant du côté de l'eau. Tout y était dans un état admirable. Des champs de cannes, des girofliers, des cotonniers et çà et là des nègres occupés des soins divers de la culture ; partout le mouvement, l'abondance et la vie !

— « Sans les désastres de la colonie, me dit M. Van- « haërs, ma fortune serait considérable ; mais la récolte « de cette année me dédommagera en partie de mes per- « tes. Si cette plantation que vous voyez, ajouta-t-il en « soupirant, n'est pas ravagée par la guerre. »

Après avoir parcouru cette vaste propriété, visité les sécheries et les magasins, nous reprîmes la route de l'habitation. Je m'apprêtais à prendre congé du propriétaire en lui adressant mes remercîments, mais il me retint à déjeûner.

Il m'indiqua une salle où nous serions à l'abri de la chaleur et des moustiques qui, à cette époque de l'année et à cette heure du jour, se faisaient vivement sentir.

Nous nous mîmes à table à deux seulement et nous fûmes servis par la belle négresse que j'avais remarquée en arrivant et qui paraissait avoir les autres esclaves sous ses ordres.

En me retirant après le repas, je traversai une salle où je vis une petite mulâtresse d'une beauté remarquable et qui me parut avoir quinze ans environ. Elle ne s'enfuit pas à notre approche comme l'auraient peut-être fait les jeunes filles de notre pays. Au contraire, elle nous regarda en souriant et nous salua d'un léger hochement de tête enfantin qui me parut si gentil, si franc, si naïf que j'en fus charmé. Puis elle vint avec une familiarité affectueuse placer sa jolie petite tête sous le bras de M. Vanhaërs et nous conduisit en folâtrant jusqu'à la porte de la palissade, et là, faisant encore son petit salut amical, elle nous quitta.

Mon hôte voulut me conduire jusqu'à la ville. Chemin faisant je me permis de lui demander quelle était cette jeune mulâtresse si gentille et si gracieuse. Il me dit en souriant : — « C'est ma fille, c'est Mirza. Vous connaissez » mon fils Poly; vous l'avez vu au café avec moi. Mon » aîné, Georges, a dix-neuf ans. C'est un bon garçon, » mais il a tous les défauts et toutes les qualités des

» créoles, braque, fou, mauvaise tête, mais cœur excel-
» lent. Nous nous querellons quelquefois, mais comme ici
» le noir, quoique libre, n'est pas un blanc, il faut qu'il
» cède. — Vous piquez de plus en plus ma curiosité, lui
« dis-je, dût-elle vous paraître indiscrète, il faut que je
« vous adresse encore une question. Quelle est donc cette
« belle et grande négresse qui nous a servis à table ? » —
Il sourit et me répondit. « C'est la mère de mes enfants.
« — Et pourquoi n'a-t-elle pas déjeûné avec nous ? —
« Mon cher, reprit-il, ce n'est pas la mode dans ce pays
« de vivre aussi familièrement avec les gens de couleur,
« quand même on leur serait uni par les liens d'un ma-
« riage religieux. Je connais un maître maçon du Cap,
« qui, à son arrivée dans cette colonie, épousa devant l'é-
« glise une négresse libre. Il fut obligé de vivre avec elle
« comme si elle eût encore été esclave. Elle ne pouvait
« s'asseoir à sa table. Elle se tenait à côté de lui, à une
« certaine distance et mangeait sur ses genoux. Lui-même,
« aux yeux du monde, était presque assimilé aux escla-
« ves. Leurs enfants sont libres puisqu'ils sont nés de
« parents libres ; mais ils n'en sont pas moins gens de
« couleur. Aussi un de leurs fils a-t-il pris parti pour
« l'insurrection. Il est, dit-on, aide-de-camp de Christo-
« phe. Telle est la force des préjugés invétérés. Vous savez
« qu'une loi de 1704 interdisait ces sortes d'union, privait
« de ses titres de noblesse un gentilhomme et de toute

« distinction ceux qui épouseraient une femme de couleur.
« Le concubinage seul était toléré et cet usage subsiste
« encore aujourd'hui. »

Tout en causant ainsi, nous étions rentrés en ville et
arrivés à la porte de l'hôpital. Nous nous serrâmes la
main, moi, me félicitant d'avoir fait sa connaissance, lui,
m'invitant à retourner le voir quand je le voudrais, sans
qu'il fut obligé de venir me prendre. Je le lui promis et
nous nous séparâmes.

Ce même jour le capitaine Vigier était venu au Cap.
Nous passâmes le reste de la journée ensemble. Le lendemain matin nous allâmes visiter nos blessés et le soir je le
reconduisis au port de Paix. Notre pauvre navire était là
rasé, démâté, montrant partout sa carcasse à nu. Je passai
trois jours avec ces messieurs et je ramenai encore deux
fiévreux au Cap. Les fatigues excessives des derniers jours
de notre navigation causaient toutes ces maladies.

Au café j'appris que M. Vanhaërs était venu chaque
jour et m'avait demandé. Je me rendis aussitôt chez lui.
Je trouvai tout le monde gai, m'accueillant en me faisant
des amitiés comme si j'étais une vieille connaissance. Le
maître était sur ses plantations. Je fus bien aise de causer

un moment avec cette noire qui faisait les fonctions de
dame de la maison. Je trouvai en elle une grande dose de
bon sens, une certaine culture d'esprit, la connaissance
des usages du monde, du raisonnement, de la sagacité, enfin une intelligence au-dessus de sa caste. Elle parlait en
maîtresse et les autres noirs ne l'approchaient, ne lui
répondaient qu'avec l'air respectueux que l'esclave prend
toujours quand il est devant le maître. On ne la nommait que dame Meray (Marie). La petite Mirza vint dans la
chambre où nous étions. Je la trouvai encore plus jolie
que la première fois que je l'avais vue. Mais son air était
plus timide. A quelques mots polis que je lui adressai elle
baissa les yeux, ce qu'elle n'avait pas fait la première fois.
Un nègre vint annoncer que *maître arrivait*. L'enfant nous
quitta précipitamment pour aller au-devant de lui. Il entra
et vint à moi pour me serrer la main et me faire d'aimables reproches sur ce qu'il appelait ma négligence envers
mes amis. Il m'invita à passer le reste de la journée avec
lui et par conséquent à accepter son dîner.

En attendant il donna des ordres pour qu'on me menât
visiter les plants des Cafeyers et de Girofliers que je
n'avais pas vus. Un nègre me conduisit. M'étant orienté
je renvoyai mon guide et j'allai seul errer en rêvant dans
ces vastes enclos, où de tous côtés étaient répandus des
groupes de travailleurs. En m'en approchant j'aperçus la

petite Mirza qui les regardait et folâtrait avec eux. J'allai à
sa rencontre et lui adressai quelques paroles auxquelles
elle répondit avec un léger embarras. Mais elle se remit bientôt et reprit cet air naïf et enjoué qui lui était
naturel. Moi-même je l'avoue j'étais un peu décontenancé.
Cette petite fille me faisait éprouver un sentiment que je
ne pouvais définir. Pour cacher mon trouble je ne savais
que lui dire. Les questions les plus oiseuses sur la
floraison des plantes, la beauté du ciel etc., etc. — Tout
en causant, nous nous éloignions, sans intention, des groupes près desquels je l'avais trouvée. Je pus l'examiner ou
plutôt la contempler plus attentivement. Jamais je n'ai
rencontré de jeune personne qui présentât des formes plus
régulières, plus artistiques et pour ainsi dire plus idéales.
On l'eût prise pour un beau bronze antique sorti des mains
de Praxitèle ou de Phidias. Les bras, les mains étaient des
modèles de perfection. Elle n'était pas grande, mais jamais
tournure plus élégante et plus gracieuse n'avait frappé
mes yeux. Sa taille que le corset n'avait jamais froissée,
était d'une finesse et d'une souplesse qu'on ne trouve pas
chez les femmes de nos climats. Ce corps charmant était
surmonté d'une jolie petite tête originale dont les traits réguliers n'avaient de l'Africaine que la couleur tempérée
par le mélange du sang. Ajoutez cette vivacité de physionomie que donne un grand œil noir, plein d'expression ;
une chevelure ondée de la même couleur, ornée d'un madras

rouge, vert et jaune vif, placé sur le côté de cette jolie tête, avec un art, une coquetterie que nos européennes ne sauraient atteindre, tout enfin se réunissait pour faire de cette belle créole un être ravissant dont on trouverait difficilement la comparaison. Nos pas se tournaient vers l'habitation. Nous cheminions lentement. Elle ne parlait plus guère. Elle m'avait donné sa petite main. J'étais aussi devenu silencieux en sentant dans la mienne ce gage d'une affection toute sympathique. Mon cœur battait avec force devant l'image de cette aimable créature. J'éprouvais cet empire irrésistible du beau sur l'imagination et le cœur de l'homme. — J'avais vingt ans !...

Cependant nous approchions de l'habitation. Meray était occupée aux soins du ménage. Elle me dit que *maître* était rentré et m'indiqua du doigt la chambre où il était. — « Eh bien, me dit-il, vous êtes-vous bien promené ? Vous « devez être bien las. Un marin n'est pas bon marcheur. « — Je lui dis que j'avais été bien dédommagé de ma « fatigue en rencontrant mademoiselle Mirza. — je vous « ai vu de loin avec elle, répondit-il, elle était allée au-« devant de vous ; elle craignait que vous ne vous égarassiez. »

Il était quatre heures. Nous nous mîmes à table. Je me trouvai sans doute très content de dîner en tête à tête avec cet excellent ami ; mais que j'aurais mieux aimé voir près de moi Mirza ou du moins Meray sa mère.

M. Vanhaërs me parla beaucoup ce jour-là de sa position, de sa famille, de cette dame Meray qu'il aimait beaucoup. Il ne tarissait pas sur ses bonnes qualités et se louait du bonheur d'avoir rencontré parmi ses esclaves une femme qui gouvernait tout chez lui avec tant d'intelligence. Cet éloge de la mère de Mirza m'intéressait beaucoup. — « Y » a-t-il longtemps, demandais-je à M. Vanhaërs que vous « possédez ce rare trésor ? — Quand j'achetai cette plan- « tation, me dit-il, à mon arrivée dans cette colonie, il « n'y avait que quelques vieux nègres. Il m'en fallait « davantage. — J'en achetai à des traitants qui arrivaient « de la côte de Guinée. Parmi ces esclaves se trouvait une « femme qui avait avec elle une petite fille âgée de huit à « neuf ans. Je les achetai toutes deux pour ne pas les sé- « parer. La petite fille avait beaucoup de gentillesse. « J'étais seul ; elle m'amusait beaucoup ; je la pris en « affection; je lui appris moi-même à lire, à écrire à « compter. Les progrès qu'elle fit en peu de temps « m'attachaient encore plus à elle ; au point que lors- « qu'elle eut atteint ses quinze ans, je la mis à la tête du « ménage et j'en fis ma gouvernante. L'année suivante « elle me donna Georges. Je l'affranchis alors en bonne « forme afin que ses enfants naquissent libres. Depuis ce

« temps je n'ai eu qu'à me louer des soins qu'elle a pris
« de mes intérêts ; et en cela, ajouta-t-il, elle n'a travaillé
« que pour elle ; car je n'ai plus de parents en Europe,
« ce que j'ai acquis sera pour elle et ses enfants. »

Ces récits me trouvaient bien attentifs ; mais l'heure
avançait ; je demandai à mon hôte la permission de me
retirer. Il voulait me reconduire comme la première fois ;
mais il me fit passer par une chambre voisine où toute la
famille était occupée autour d'une grande table à divers
travaux. Merey était à côté de Mirza. Georges que je ne
connaissais pas encore venait de rentrer. C'était un beau,
grand et fort mulâtre, dont l'air avait quelque chose de
martial et de sauvage. Il était en costume de colon. Un
chapeau de paille couvrait sa chevelure crépue. Il tenait
une carabine à la main. Il semblait revenir de la chasse.
Je le saluai, et il répondit à mon salut d'une manière
honnête. Je serrai la main à M. Vanhaërs et je pris congé
de toute la famille.

En regagnant la ville, je me livrais à mille réfléxions
sur l'heureuse connaissance que le ciel m'avait fait faire ;
sur l'aimable accueil que j'avais reçu de cet excellent colon, véritable type de cette cordialité hospitalière et désin-
téressée qu'on ne trouve que chez le peuple américain.
Mais ce qui ne me sortait pas de l'esprit, ce qui dominait
tout, c'était l'image de Mirza. Elle revenait sans cesse

s'offrir à mes yeux et semblait vouloir ne plus me quitter.

Le lendemain on vint m'annoncer de l'hôpital que l'un de nos maîtres d'équipage était mort dans la nuit. Ce n'était pas la première perte que nous faisions. Quatre ou cinq matelots avaient eu le même sort. Les soins manquaient ; mais je n'y pouvais rien. Je voyais avec une peine extrême notre personnel se fondre dans ce climat dévorant. Je résolus d'aller au port de Paix rendre compte au capitaine, de l'état où je voyais nos fiévreux et nos blessés. Il n'y en avait pas cinq sur la guérison desquels je pusse réellement compter.

Je partis. Ces messieurs me retinrent près d'eux toute une semaine. Ils étaient bien aimables, mais cette fois je l'avoue, le temps me parut long. A mon retour au Cap, j'appris qu'un vieux nègre était venu s'informer de la part de son maître si j'étais malade. Je compris et j'allais porter moi-même des nouvelles de ma santé à ce bon M. Vanhaërs .

Le lendemain à sept heures du matin j'arrivais chez lui. Il me reçut avec la même amitié, me fit de doux reproches de ne lui avoir pas écrit, puisque mon absence devait être si longue. J'étais en train de lui donner quelques explica-

tions lorsque parut Mirza, dont les yeux rougirent en me
voyant et parurent s'emplir de larmes. C'étaient des larmes de joie, car elles étaient accompagnées du plus charmant sourire et d'une animation dans les traits qui ressemblait à une timide rougeur. Quand elle fut revenue de
l'émotion que lui avait causé mon arrivée, elle se mit à me
faire sentir combien ma longue absence l'avait affectée.
Elle me dit dans son joli petit langage créole : « *Ça mou-*
« *ché blanc vous pas palé à moë, vous patir sans dire*
« *adieu à moë ; ça pas joli, mouché, ça pas joli. Ah vous*
savez ? » Tenant son petit doigt devant son nez en forme de
menace. A ce naïf reproche je compris que la pauvre enfant tenait à savoir à quoi je passai mon temps quand
je n'étais pas près d'elle. M. Vanhaërs qui allait et venait
dans la salle riait en me disant : « Eh bien ! mon cher,
j'espère qu'on vous fait des reproches bien amers. — Oui,
lui répondis-je, et à l'avenir je ne veux plus les mériter.
Avant de m'absenter je viendrai en demander la permission à mademoiselle Mirza.

Dès ce moment je fus assuré que ma présence n'impor-
tunait personne et mes visites furent plus fréquentes. Il
ne se passait pas de jours que je ne me rendisse au haut
Cap. Le père m'avait dit de regarder l'habitation comme
la mienne et j'étais toujours accueilli comme si en effet,
j'eusse été de la maison. Si le maître était à table on

m'apportait mon couvert sans cérémonie et sans me demander si j'avais faim. Je passais là la plus grande partie
de mes journées, tantôt avec M. Vanhaërs ou Poly son
jeune fils, dont le caractère était doux et amical; tantôt
avec Merey et Mirza. Il faut avoir vécu aux colonies pour
se faire une idée des délices qu'on y rencontre. Ce ciel
toujours brillant ; cette chaleur continuelle que l'on sait
tempérer quand elle est importune ; ces prévenances
auxquelles on a habitué les esclaves dont les services
incessants vous épargnent toute peine et toute gêne, en
devinant pour ainsi dire vos moindres désirs ; les attentions obligeantes des maîtres envers leurs hôtes, tout
cela m'aurait rendu le plus heureux du monde, si je
n'avais goûté un bonheur plus grand près de Mirza. Elle
m'emmenait souvent dans les plantations. En nous promenant, elle me montrait les fleurs et les fruits du pays,
m'en disait les noms, m'en expliquait les qualités, en
cueillait et me faisait asseoir près d'elle pour les manger.
C'était auprès d'un tamarinier ou d'un manguier, pour
avoir de l'ombre. Là, avec cette grâce qui lui était si na-
turelle, après les avoir préparés, elle me les faisait accepter.
Quels doux moments je passai près de cette aimable
enfant !... Il me semblait qu'il n'y eût autre chose au
monde que Mirza et ces lieux enchantés.

J'allai bien de temps à autre voir au port de Paix en

quel état se trouvait notre baliveau, mais je n'y faisais
pas long séjour. Notre navire pourtant commençait à se
refaire un peu. On remontait la mâture. Le capitaine
brûlait de nous voir reprendre la mer. Quant à moi, je
n'y tenais pas beaucoup, on le pense bien. Tout entier à
mon bonheur, j'écartais de mon esprit l'idée de départ
comme on éloigne la pensée de la mort. Je ne l'entre-
voyais que dans un lointain inconnu et comme ne devant
arriver jamais.

Dans une de ces excursions je ramenai le capitaine au
Cap où il avait à faire des emplettes de plus d'un genre.
Nous étions arrivés de bonne heure. Après l'avoir installé
chez moi, je courus au haut Cap annoncer mon arrivée et
prévenir que ma visite serait courte, attendu que mon
capitaine m'avait suivi pour affaire. M. Vanhaërs voulut
que je l'amenasse dîner. Je repris aussitôt le chemin de
la ville. Mirza me regarda partir d'un œil où il était facile
de lire sa pensée. Son père qui l'observait lui dit en riant :
« Ne t'inquiète pas, il va revenir » Il était difficile paraît-il,
de lui cacher quelque chose. Mais comme il ne m'avait
jamais fait d'observations qui ne fussent aimables ou simplement plaisantes, je n'étais pas fâché qu'il fût un peu
dans notre confidence. Ma sincérité et les usages du pays
étaient mon excuse.

Je retournais au plus vite en ville et peu de temps après

je revenais au haut Cap accompagné du capitaine Vigier.
Chemin faisant je lui contai une partie de mon histoire.
Ma confidence parut piquer sa curiosité. Il me dit que
dans ses voyages, il avait eu quelquefois de pareilles
aventures ; qu'à la Guadeloupe il avait été sur le point
d'épouser une belle quateronne fort riche, qu'il l'aurait
ramenée en France où le préjugé n'est pas le même ;
mais qu'une circonstance fortuite avait empêché ce
mariage. En terminant cette conversation nous arrivions
à la porte de l'habitation. Un nègre nous y attendait. Il
nous conduisit à M. Vanhaërs qui fit au capitaine le plus
cordial accueil.

On se mit à table. M. Vanhaërs avait été marin, on
parla d'abord de marine, on s'occupa ensuite des affaires
de France ; mais bientôt la situation politique de la colonie
devint l'objet principal de la conversation. M. Vanhaërs
nous raconta, pour en avoir été témoin et victime, toutes
les péripéties de la révolution qui désolait cette île depuis
sept à huit ans. « Cette nombreuse population d'esclaves
d'origine africaine nous dit-il s'était unie depuis longtemps
dans le pays avec la race blanche et de ce mélange étaient
nés les gens de couleur à tous les degrés. Ces créoles
naissaient presque toujours libres et formaient le tiers
environ de la population.

Le mot de liberté prononcé peut-être intempestivement par la convention nationale jeta la perturbation dans les intérêts de chaque caste. C'était inévitable. Les noirs esclaves crurent qu'il voulait dire : ne pas travailler. La plupart quittèrent les habitations et se mirent à courir les mornes et les campagnes. Les colons auxquels ils appartenaient, voyant leurs habitations désertes et leurs terres en friche, eurent beau vouloir employer la douceur et la persuasion pour les ramener au travail, leurs efforts furent inutiles. On employa alors quelques moyens coercitifs un peu rigoureux. Alors les crimes, les assassinats, les incendies, les barbaries les plus affreuses commencèrent. La guerre civile éclata. Les colons blancs furent obligés de fuir s'ils ne voulaient être sacrifiés. La colonie toute entière resta à la merci des esclaves armés. C'est alors qu'on vit surgir parmi eux des chefs intelligents dont on ne soupçonnait pas la haute capacité et qui donnèrent à cette insurrection le caractère de gravité qu'elle a conservé jusqu'à ce jour.

Rigaut mulâtre, était à la tête des gens de sa couleur. Le nègre Toussaint Louverture commandait aux noirs. Ces chefs d'abord unis en apparence pour le triomphe de la même cause, marchaient à l'ombre du drapeau tricolore. Grâce à cette union, les deux castes se rendirent maîtresses de tout le pays. Mais après cette victoire remportée sur les

blancs, l'astucieuse politique de Toussaint Louverture se
révéla, et son ambition s'accrut avec ses succès militaires.

Il sépara adroitement les intérêts des deux castes victo-
rieuses et à l'aide de ses noirs qu'il avait su discipliner, il
parvint à se défaire de son rival Rigaut. De sorte que cette
guerre qui avait commencé contre les blancs au nom de la
liberté, devint une guerre d'extermination, sans distinction de couleur contre tous ceux dont les intérêts ou les
opinions étaient en opposition avec les desseins secrets d'un
seul. Toussaint Louverture en anéantissant par des embû-
ches, des assassinats, des massacres, des exécutions bar-
bares tous ceux qui faisaient obstacle à la marche de son
ambition personnelle, parvint à se rendre maître absolu
de toute la colonie. Le Cap fut incendié deux fois depuis
le commencement de cette révolution et la plus grande
partie de ses habitants obligés de fuir pour éviter les per-
sécutions et la mort. Le peu de blancs et de gens de couleur libres qui y restent ont été obligés de se soumettre à
la tyrannie du maître dont les volontés leur sont transmi-
ses par son lieutenant Christophe, qui a sous ses ordres
un corps d'armée noire et la milice Urbaine , et com-
mande les forts qui dominent et défendent la ville et le
port. Tel est l'état actuel des choses.

La conversation engagée sur ce sujet nous retint à table
jusque dans la nuit. Il était onze heures quand nous son-

geâmes à nous retirer. M. Vanhaërs ne voulut pas nous laisser partir, parce que des bandes de noirs insurgés, des postes de la garnison du fort Picolet ou des nègres marrons qui rodent toujours la nuit, disait-il, dans les environs du haut Cap, pourraient nous faire un mauvais parti. « Je « pourrais bien, ajouta-t-il, vous faire reconduire par mes « nègres et mes fils, mais le plus sûr est de ne pas re- « tourner à la ville et de coucher ici. » Nous nous rendîmes à ses raisons et nous nous remîmes à table jusqu'à minuit.

En nous retirant nous vîmes dans une salle voisine de celle que nous quittions, Merey et Mirza qui avaient surveillé le service de notre dîner. Mirza mit un doigt sur sa bouche et me salua d'un hochement de tête imperceptible pour me dire au revoir.

Quand nous fûmes seuls dans notre confortable chambre à deux lits, nous nous mîmes à jaser, le capitaine et moi, à travers nos moustiquaires. Nous passâmes en revue notre journée. Vigier loua beaucoup les vins de France, d'Espagne et du Cap de Bonne Espérance que nous avait offerts M. Vanhaërs ; l'esprit solide et la cordialité de notre hôte et surtout la beauté et les grâces enfantines de Mirza. C'est là que je l'attendais. Cet éloge de Mirza flattait plus mon amour propre que toutes les louanges qui auraient pu être à mon adresse. Bercé de ces pensées, mon sommeil fut bien doux.

Le lendemain M. Vanhaërs proposa au capitaine de visiter ses plantations. Après cette promenade nous nous disposions à prendre congé de notre hôte, lorsque Mirza me tirant par le bras me dit à l'oreille : « *Vous patir ? Vous veni tou suite, tou suite.* » Je le lui promis. Elle n'avait que trop le droit de commander !

Nous nous mîmes en route pour le Cap. Arrivés à l'entrée de la grande rue, nous entendîmes le bruit d'un grand mouvement de peuple. La foule courait et remplissait la rue. Les fenêtres se garnissaient de curieux dont les yeux étaient tournés vers une rue qui faisait carrefour avec celle où nous étions. Nous avançâmes aussi de ce côté et nous vîmes déboucher un fort piquet de cavalerie noire, bien armée, bien montée, bien équipée. Il précédait un nombreux cortège d'officiers supérieurs et de jeunes aides-de-camp, également vêtus des plus riches uniformes. Au milieu de cet état-major était un vieux noir, portant un habit d'officier général assez mesquin et monté sur un beau cheval espagnol. C'était Toussaint Louverture, il revenait de sa terre d'Ernery où il tenait son quartier général et se rendait au fort Picolet où commandait son lieutenant Christophe.

J'examinai avec attention cet homme extraordinaire, ce nouveau Spartacus qui de la classe la plus abjecte s'était élevé au faîte des grandeurs humaines. Sa figure était hideuse : ses lèvres, surtout la supérieure, d'une épaisseur démésurée, lui donnaient l'air d'un de ces boule-dogues au mufle noir qu'on emploie aux combats de taureau. Sa coiffure poudrée et sa queue sortant d'une masse de cheveux crépus lui donnaient un air non pas martial, mais si étrange et si bizarre que depuis ce temps sa figure n'est pas sortie de ma mémoire. Il était rarement au Cap à cette époque. Cependant le hasard me le fit rencontrer une ou deux fois encore pendant mon séjour dans cette ville ; mais seulement accompagné d'un ou deux aides-de-camp et à pied. Il regardait obliquement les passants, et s'il s'en trouvait, blancs ou de couleur qui ne lui fissent pas une profonde et respectueuse salutation, ou qui gardassent le haut du pavé, il les apostrophait en leur disant : « Pourquoi ne me saluez-vous pas ? Ne connaissez-vous pas votre général ? (*)

Lorsque la foule accourue pour voir passer Toussaint Louverture, se fut écoulée et que la circulation fut libre, nous arrivâmes bientôt à mon logement. Le capitaine après avoir déjeûné avec moi, termina ses affaires et se hâta de repartir pour le port de Paix où il voulait arriver ce jour-là. Il me fit promettre de ne pas tarder à l'y re-

(*) *Pourquoi vou pas salué moë ? **Vou pas connoi vot géneral?***

joindre, parce que sous peu de jours, me dit-il, nous allions reprendre la mer !

Reprendre la mer ! me disais-je à moi-même quand je fus seul et livré à mes réfléxions. Et Mirza que va-t-elle faire ? Que va-t-elle dire quand viendra le terrible moment ? Comment lui apprendre cette fatale nouvelle ? Je la connaissais. Je savais de quoi était capable ce petit être mixte où le sang africain l'emportait presque toujours. Mirza ! Pauvre petite Mirza ! Voilà les seuls mots qui s'échappaient de ma poitrine oppressée avec mes soupirs.

Cependant fidèle à la promesse que j'avais faite à Mirza ou plutôt, on s'en souvient, à l'ordre que j'en avais reçu, je me hâtai de retourner au haut Cap. J'y arrivai au grand contentement de tout le monde, surtout de celle qui m'attendait avec une vive impatience. Mon retour lui causa une joie qu'elle ne pouvait contenir. Elle la faisait éclater en folâtrant autour de moi, en m'adressant mille questions dans son petit caquet créole. Ces démonstrations enfantines contrastaient douloureusement dans mon esprit avec cette idée de départ qui m'oppressait. Je considérais Mirza, je lui souriais, mais ce sourire devait être triste et mélancolique. Pauvre enfant, pensais-je, tu ignores le malheur qui nous attend. Que de larmes va te causer notre séparation ! Quels regrets je te laisserais pour adieux !

On vint annoncer que *maître rentrait*. J'allai au-devant de lui et je le suivis dans la salle à manger. M. Vanhaërs me parla beaucoup du capitaine auquel il trouvait du savoir, de la franchise et même de l'esprit.

Je glissai doucement dans cette conversation un mot de notre prochain départ, mais en confidence ; afin que cette nouvelle n'arrivât pas trop brusquement à l'oreille que je voulais cependant qu'elle atteignît.

Après le dîner M. Vanhaërs partit pour la sucrerie.

Mirza vint me prendre un instant après pour aller rejoindre son père, me disait-elle, et pour causer chemin faisant. Ce chemin elle l'allongea le plus qu'elle put, en s'amusant à tout ce qui se trouvait sur son passage ; papillons, oiseaux, fleurs, enfants nègres au travail et jusqu'au serpent familier (*), auquel elle jetait quelques friandises pour s'en faire suivre parce qu'elle savait que cela m'amusait. Ces jeux étaient entremêlés de toutes les gentillesses dont une jeune créole est dotée par la nature. Jamais elle ne fut plus folâtre, plus charmante dans ses caprices d'enfant gâté ! Heureuse près de moi, elle se li-

(*) Il y a dans cette île une espèce de grosse couleuvre ou serpent inoffensif qui semblerait avoir quelqu'instinct, il suit quand on le siffle, il vient prendre dans la main ce qu'on lui présente, les nègres et les enfants s'en amusent.

vrait avec un entier abandon et sans fausse retenue aux
gracieuses saillies de son caractère enjoué. Jamais elle ne
fut plus intéressante et plus belle que ce jour-là !

Alors par un effet de l'illusion qui me dominait, tout
semblait s'embellir avec elle. Cette vaste plantation prenait un aspect plus riant et se dessinait devant moi plus
riche et plus pittoresque. Les nègres me paraissaient plus
résignés, plus contents, plus heureux. Le ciel était plus
pur, le soleil plus brillant, l'ombre plus fraîche, l'air
plus doux et plus embaumé. Enfin la nature entière semblait me sourire avec Mirza ; et ce lieu de délices où je
sentais la plénitude de la vie, il fallait le quitter ! Il fallait
m'éloigner de Mirza ! Cette séparation me paraissait im-
possible et au-dessus de mes forces.

Dans ces derniers jours pour me rendre agréable, je repris mes pinceaux pour lesquels j'éprouvais une sorte d'a-
version depuis mon aventure et mon chef-d'œuvre de
Rouen.

Je fis d'abord le portrait de Merey, puis celui de Poly,
enfin celui de Mirza. Avec elle les séances étaient longues
et égayées de mille folies. Mais il ne faut pas croire que
Mirza n'était qu'une enfant naïve et enjouée. Elle savait
causer ; elle avait reçue de l'instruction. Elle parlait pres-

que toujours créole, mais elle savait le français et l'Espagnol par principe et écrivait ces deux langues assez correctement. La lecture avait développé et orné son esprit ; bien que dans une position de fortune au-dessus de la classe ordinaire, elle avait appris à l'école de sa mère, tout ce qu'une femme doit savoir en fait de ménage et d'économie domestique. C'étaient toutes ces qualités réunies , ce mélange de connaissances solides et d'enjouement qui m'avaient tant attachés à elle. Le portrait s'en ressentit ; il fut peint par cœur. Régularité des lignes, expression de physionomie, douceur des yeux, affectueux sourire, tout fut rendu avec vérité et bonheur. La ressemblance était frappante. Aussi il fallait voir sa joie quand elle se reconnut comme si elle se voyait dans un miroir ! Quelle effusion dans ses remercîments ! Poly et Merey n'éprouvèrent pas moins de plaisir en voyant leurs portraits qui étaient aussi fort ressemblants ; ils me remercièrent également d'une manière bien affectueuse.

J'étais heureux de les voir si contents et je souriais en remarquant à l'inspection de ma palette, que j'avais usé plus de bistre et de noir que de carmin.

Je me proposais aussi de peindre M. Vanhaërs qui était blanc et avait une fort belle tête ; mais son activité ne lui laissait jamais un instant de loisir. Il était toujours par voie et par chemin dans son habitation. Il n'eut jamais un moment à me donner.

Le temps marchait toujours. Plus le moment que je redoutais pour moi approchait, plus je sentais le besoin d'être près d'elle. Les journées me paraissaient bien fugitives et trop courtes, les nuits bien longues. Elle n'était pas prévenue de mon prochain départ. Son père l'aimait si tendrement qu'il s'était tû, dans la crainte de l'affliger trop tôt.

Enfin le moment si redouté, arriva. Je reçus du capitaine une lettre qui m'enjoignait de faire mes préparatifs et de me rendre à port de Paix sous deux jours. J'avais déjà fait embarquer mes hommes. Il ne restait plus que moi au Cap.

Ce ne fut pas sans peine, on le comprend, que je me décidai à annoncer cette nouvelle à la famille Vanhaërs. Peindre leur consternation à tous serait difficile. Père, mère, enfants, tous étaient dans la douleur et les larmes. Et moi, qu'éprouvais-je à la vue de cette pauvre Mirza, entourée des femmes de la maison qui pleuraient avec elle !

Je les quittai le 18 mai à six heures du soir. Cette date

est restée gravée au fond de mon cœur. Le père et les deux fils vinrent me conduire jusqu'au Cap. Nous nous embrassâmes ; je leur promis de revenir à mon retour de la croisière, quoiqu'il arrivât. Mon cœur était garant de ma promesse. Nous devions d'ailleurs toucher à Saint-Domingue en retournant en France. Je leur recommandai ma chère petite amie et nous nous séparâmes. J'étais navré. Rentré chez moi, je me couchai, mais je ne dormis pas. Le lendemain matin j'étais de bonne heure sur le rivage. En attendant que les matelots eussent transporté mes effets, je me promenais tout pensif sur le port. En me retournant vers la ville, je vis arriver et déjà près de moi, une petite carriole du pays, attelée d'un mulet que conduisait un nègre. J'en vis descendre deux femmes dont les figures exprimaient la plus grande tristesse. C'étaient Merey et Mirza. Mirza ne pouvait pleurer. Elle me regarda longtemps en silence ; enfin son cœur se brisa et un torrent de larmes s'échappa de ses yeux ; puis elle me dit en sanglotant, de toutes ses forces : « *Ah ! Mouché blanc, ami à* « *moé, vous patir.* — *Vous plus revenir. Moë mourrai* « *bientôt. Pourtant moë potai dans moë p'tit cœur de plus* « *pour aimer vous davantage.* »

L'âme déchirée, j'étais dans un état qui m'ôtait toute pensée. Merey dont la douleur était plus concentrée, pleurait en silence. Il n'y avait pas jusqu'au vieil esclave qui

5

n'eût les larmes aux yeux. Mirza était sans connaissance dans les bras de sa mère. Je les embrassai toutes deux, les quittai brusquement ne pouvant plus supporter ce spectacle déchirant, et j'allai me jeter dans mon embarcation pour y pleurer plus à mon aise.

Je n'y fus pas plutôt que mes gabiers prirent le large. Je demeurai absorbé dans ma douleur et livré aux plus cruelles réflexions, repassant dans mon esprit tout ce qu'elle m'avait dit en me quittant, ses traits décomposés, la figure altérée de sa mère, réfléchissant surtout à ses dernières paroles dont je n'avais pas d'abord saisi le sens, tant mon esprit était troublé. Alors mes regrets devinrent plus vifs. J'avais envie de retourner sur mes pas, de quitter le service où j'étais engagé ; de suivre le conseil que m'avait donné plusieurs fois M. Vanhaërs, de m'établir au Cap où un médecin Européen avait, disait-il, les plus belles chances de succès ; de me fixer près d'elle, de l'épouser, que sais-je, je n'étais plus à moi, je me croyais en France. D'un autre côté une réflexion d'honneur me disait de rester à mon poste et de n'exécuter ce projet de réparation qu'à mon retour de la croisière. Il me semblait que j'étais sûr d'en revenir malgré les chances de la mer et des combats. Et puis, me disais-je, je la conduirai en France, là je serai au-dessus des préjugés de la colonie, je la présenterai à ma famille, et ma bonne mère l'aimera aussi !!....

CHAPITRE IV.

Nous reprenons la mer et nous allons croiser dans le golfe du Mexique. Réflexion pénible que je fais en pensant à cette excellente famille que je quittais, et aux dernières paroles que me disait Mirza. Après vingt-cinq jours de navigation nous capturons un vaisseau anglais dont la cargaison, assez riche, contenait une caisse mystérieuse qui nous donna matière à de graves suppositions, mais dont la vérification fut pour nous une espèce de mystification. Quelque temps après nous en prîmes un second, c'était une jolie goëlette anglo-indienne qui nous dédommagea. Le capitaine de ce navire avait avec lui, sa mère, deux sœurs, un jeune frère et divers passagers qu'il reconduisait en Europe. Nous tournons nos bossoirs vers l'embouchure du Mississipi pour aller à la Nouvelle-Orléans rejoindre notre première capture déjà envoyée pour y être vendue avec celle que nous venions de faire.

C'est dans cet état de perplexité que j'arrivai à port de Paix. J'y trouvai mes bons camarades qui m'accueillirent avec la plus vive cordialité. L'équipage était embarqué, on n'attendait plus qu'un vent favorable pour sortir de la passe, aller doubler le môle Saint-Nicolas et entrer dans la mer des Antilles où devait commencer notre croisière. Je brûlais d'envie d'écrire à M. Vanhaërs pour lui renouveler l'expression de ma gratitude pour l'accueil que j'avais reçu chez lui pendant mon long séjour au Cap et surtout pour lui parler de Mirza et lui recommander encore cette chère enfant. Le capitaine que j'avais mis dans ma confidence m'en dissuada. « C'était, disait-il, renouveler des peines pour lesquelles il n'y a qu'un remède : le temps. » Le lendemain on mit à la voile. Je me laissai donc aller avec le navire qui glissait doucement le long du détroit entre l'île des Tortues et la côte de St-Domingue pour virer à pleines voiles au-dessus du môle Saint-Nicolas. En me sentant emporter loin de la terre, mes yeux et mon cœur se tournaient sans cesse vers cette île où il me semblait que je laissais ce que j'avais de plus cher au monde.

Me voilà donc encore une fois en pleine mer, pensais-je, allant courir tous les hasards d'une croisière de corsaire, exposé à tous les dangers de la guerre, surtout à l'esclavage le plus affreux, aux pontons d'Angleterre. Peu soucieux jusque-là des événements, j'avais alors un poids affreux qui m'oppressait. Cette pensée absorbait toutes mes facultés. Je la reverrai, me disais-je, cette bonne Mirza, je la reverrai, je l'épouserai en dépit du préjugé, et pour éviter les conséquences de ce mariage dans la colonie, j'emmènerai ma femme à Paris. Avec mes négrillons je paraîtrai original, voilà tout. On aime pour soi, qu'importent les indifférents.

Je m'arrêtai à cette résolution, et comme si j'eusse trouvé la solution d'un problème difficile, je commençai dès ce moment à retrouver un peu de calme.

Cependant nous voguions. Un vent du Nord-Ouest enflait nos voiles et nous faisait filer le long des côtes de Cuba, pour atteindre la pointe Sud. C'est là, entre le cap Saint-Antoine et la côte Nord du Mexique que nous allions courir des bordées pour attendre les navires marchands anglais qui allaient de la Jamaïque à Panama ou dans le continent de l'Amérique du sud.

Notre baliveau radoubé et presque reconstruit à neuf par les soins de notre habile capitaine, avait repris son allure légère et justifiait par la facilité avec laquelle il se laissait manœuvrer, la réputation qu'il avait d'être un des meilleurs voiliers qui fussent jamais sortis des ports de France.

Notre équipage avait perdu trente-cinq hommes. Nous les avions remplacés par des matelots mulâtres ou nègres, gens du pays, hommes robustes, bien aguerris et bons marins, mais peu sûrs et assez indisciplinés. Ils sortaient presque tous du corps d'armée du général Rigaut, vaincu par son compétiteur Toussaint Louverture dont ils fuyaient la clémence fallacieuse.

Parmi ces recrues on distinguait un beau et fort mulâtre de 24 à 25 ans. Il avait travaillé à la réparation du navire avec un vieux maître charpentier noir qui lui paraissait fort attaché. On le nommait Figaro. Lorsqu'il demanda à prendre du service à notre bord, il dit au capitaine qu'il était marin, qu'il avait navigué comme chef de timonerie. Sous sa grossière étoffe il paraissait avoir quelqu'instruction. Le temps nous apprit ce dont il etait capable et qui il était .

Notre croisière durait depuis un mois et nous n'avions encore rencontré que des navires portant des pavillons neutres ou alliés. L'ennui commençait à gagner mes camarades. Pour moi, toujours occupé du passé, j'avais sans cesse Mirza devant les yeux. Je la voyais triste, chagrine ; et comme si j'avais pu adoucir ses chagrins en lui préparant un meilleur avenir, je repassai dans mon esprit un à un tous mes projets.... J'en étais là lorsque la vigie nous cria: *Navire*.... Voilà tout le monde sur le pont. Le capitaine, leste comme un mousse, d'un bond arrive du hauban sur la hune, sa lunette à la main. Il découvre en effet un vaisseau qui paraissait venir de l'île de Cuba où il était entré par le détroit de Bahama. Par conséquent il avait traversé la flotte anglaise qui stationnait aux îles Lucayes; donc il était Anglais quoiqu'il naviguât sous pavillon américain. A sa forme, Vigier reconnut qu'il sortait depuis peu des chantiers d'Angleterre. Il conjectura qu'il venait directement d'Europe.

Descendu sur le pont, le capitaine Vigier ordonna les préparatifs de l'attaque. Le branle-bas partout, tout le monde à son poste.

La mer était calme. Un vent du sud-ouest déridait nos voiles. Il était quatre heures de l'après-Midi. Nous gouvernions pour arriver dans ses eaux. L'attaque ne devait commencer que quand le soleil serait à l'horizon. La grande chaloupe à deux pierriers et montée par quinze hommes bien armés de pistolets, de haches et de grapins, devait d'abord prendre le large pour le serrer à tribord en suivant nos mouvements. Trois heures après il était à une demi portée de canon. Nous pûmes juger de son importance. C'était un trois-mâts pouvant jauger 350 à 400 tonneaux, ayant du canon et 25 à 30 hommes d'équipage. Nous vîmes bien qu'il se disposait à la résistance. Quand nous ne fûmes plus qu'à une demi-portée, nous lui lâchâ-

mes un coup de canon pour lui faire amener son pavillon ;
mais il ne changea pas son allure et nous riposta par sa
bordée de babord. Alors marchant presque bord à bord
avec lui, nous lui répondîmes sur le même ton, mais de
plus près. Notre chaloupe était commandée par Isambert,
Figaro était à la barre. Le gaillard avait gouverné si bien
que l'embarcation était arrivée à tribord du navire et ses
pierriers avaient lancé quelques livres de balles sur son
pont presque à bout portant, au moment même où nous
lâchions notre bordée. Un boulet avait rompu la vergue
du mât de misaine, la voile vint tomber en flottant sur le
pont et embarrassa la manœuvre. Profitant du moment favorable nos hommes montèrent à l'abordage et travaillè-
rent si bien qu'en moins d'une demi-heure le pauvre
navire devint notre proie. Isambert avec ses quinze
hommes força le capitaine, le pistolet au visage, à montrer
ses papiers. Il fut reconnu que Vigier ne s'était pas trompé ;
que le vaisseau était bien anglais, qu'il était de Liverpool,
qu'il naviguait sous pavillon américain depuis sa sortie de
l'Angleterre. L'équipage était de trente-cinq hommes.
Trois avaient été tués et cinq blessés. On en garrotta une
quinzaine pour les faire passer à notre bord. Il fallait voir
nos mulâtres à la besogne et de quel rire avec leurs poignes
de fer, ils serraient les bras de nos anglais. Le capitaine,
dont le second avait été tué dans l'action, était un homme
déjà d'âge, mais encore vigoureux. Quand il se vit entre nos

mains il eut l'air de prendre assez bien son parti. Nous lui offrîmes un verre de rhum, il en prit deux et se prêta ensuite d'assez bonne grâce à donner tous les renseignements qu'on exigeait de lui. Il fut conduit à notre bord. On amarra son navire au nôtre. Isambert et ses quinze hommes amarinèrent la prise, qui marchait à la traîne derrière nous, pendant qu'on réparait ses avaries..

Il était minuit lorsqu'on se mit à table. Depuis notre départ du Hâvre, c'est-à-dire depuis onze mois, c'était notre première prise, il fallut l'arroser. Nous n'y fîmes pas faute. Le capitaine Black, c'était le nom du pauvre anglais, après avoir demandé et reçu des nouvelles de ses hommes, se mit à table et nous tint tête comme s'il ne lui était rien arrivé.

Dans la journée du lendemain on procéda à l'inventaire de la cargaison. J'accompagnai ceux qui furent chargés de cette opération, pour visiter les blessés anglais que nous avions laissés à bord de cette prise et poussé aussi par le désir de juger de l'importance de notre capture. Le navire était plein de marchandises d'Europe, étoffes, meubles, bijouterie, sellerie anglaise, vins de France, etc.

Parmi tous ces objets j'aperçus une caisse en bois de chêne fort bien faite et soigneusement ferrée par des équerres. Elle avait trente-cinq à quarante pouces carrés. Je cherchai à la soulever, mais son poids était tel que je n'y pus parvenir. Que pouvait-elle contenir pour être si pesante, sous un si petit volume ? Je me perdis en conjectures, debout, immobile, l'œil fixé sur cette caisse si bien soignée et surtout si lourde. Je repassai dans mon esprit l'aventure d'un certain capitaine portugais, aventure que j'avais entendu conter plus d'une fois à table. Il était en chargement à Buenos-Ayres. Il fut prié par le supérieur d'une maison de jésuites du Paraguay de vouloir bien recevoir une caisse contenant des objets précieux pour sa compagnie, disait le révérend père ; c'étaient des reliques, des os de saints enchâssés et destinés à orner leurs églises. Arrivé à Cadix, le capitaine devait faire embarquer cette caisse sur le premier navire en partance pour l'Italie. De là elle serait transportée à Rome et remise au général de la compagnie. Le tout avec les précautions et les soins dûs à un dépôt aussi sacré ! Le capitaine promit de s'acquitter ponctuellement de cette commission. Tout disposé à tenir compte des recommandations qui lui étaient faites, il dit que pour plus de sûreté il placerait cette caisse dans sa chambre, afin de ne jamais la perdre de vue.

Le jour du départ arrive, la caisse est apportée. Le capitaine l'inscrit sur son livre de connaissement avec toutes les indications qui lui sont données. Il met à la voile.

Chemin faisant cette caisse tant recommandée et qu'il

avait sans cesse sous les yeux, attire plus d'une fois son
attention. D'abord il n'en approchait, il ne la touchait
qu'avec une sainte vénération. Un jour ayant voulu la dé-
placer, il ne put le faire à cause de sa pesanteur. Il fut
étonné que des os de saints eussent un tel poids ; mais il
ne poussa pas plus loin ses réfléxions. L'inquisition à cette
époque réglait les consciences. Le portugais n'osa soup-
çonner le supérieur d'un couvent de jésuites d'avoir fait
une fausse déclaration. D'ailleurs ouvrir cette caisse pour
porter sur des reliques un œil curieux et profane, c'était
un grand péché, dont il avait horreur. Il résista longtemps
au démon de la curiosité. Cependant le poids extraordinaire de ces saints ossements lui revenait sans cesse à l'esprit et l'obsédait. Plus d'une fois il poussa du pied la caisse
qui les contenait ; mais sans parvenir à lui imprimer le
moindre mouvement. Elle semblait clouée au vaisseau. Le
champ était ouvert aux conjectures. Le capitaine cédant à
un désir irrésistible voulut savoir ce que contenait cette
caisse mystérieuse. Il était seul dans sa chambre. Il dé-
monte avec beaucoup de précautions l'armature de fer qui
en fixait le couvercle et fait si bien qu'il le soulève. Que
trouve-t-il ? Des lingots d'or, des rouleaux de quadruples,
des pierres précieuses ! A la vue de ces richesses il fut
soulagé d'une grande crainte. Sa conscience fut rassurée ;
il n'avait pas commis de sacrilège, il n'avait pas touché
des choses saintes. A l'abri de tout reproche sur ce point

délicat, il fut sans scrupule pour le reste. Ce trésor pouvait lui appartenir sans danger. Sa lettre de chargement portait des reliques, des os de saints. Il était facile en passant à Ténériffe, dans l'ancien ossuaire des Guanches ou à Fonchal, au couvent des Franciscains, de remplir sa caisse moyennant quelque argent. Si les révérends pères réclamaient, son registre ferait foi. Il était en règle. Il se mit donc en devoir de vider la caisse de tout ce qu'elle contenait ; continua sa route pour toucher aux îles Fortunées ; y prit le nouveau chargement qu'il substitua aux lingots et se rendit à Cadix. Il trouva dans ce port un navire appareillant pour Civitta-Vecchia. Il chargea le capitaine du vaisseau italien de faire parvenir le précieux reliquaire au général des jésuites, comme il en était convenu avec le révérend père au Paraguay, et se retira ignoré avec le trésor qu'il avait entre les mains, dans un coin de l'Estramadure où il vécut en honnête homme jusqu'à la fin de ses jours.

Tout occupé de l'issue de cette singulière aventure, que les marins croient comme vraie, — qui sait, me disais-je en moi-même, si je n'ai pas là aussi sous la main quelque trésor ! On pourrait toujours s'assurer de ce que contient cette caisse si lourde et si bien fermée. Ici point de sacrilège à craindre. En comparaison de la cargaison, ce n'est rien, c'est une bagatelle ; un colis imperceptible que personne peut-être n'a remarqué. Si je me trompe, il serait toujours facile de remettre.... Tous ces raisonnements ne satisfaisaient pas entièrement mon esprit. Il me restait comme un poids sur la poitrine. Je me rendis aussitôt près du capitaine pour lui laisser le soin de décider cette affaire, comme si son consentement avait dû alléger en la partageant, la responsabilité morale que je sentais peser sur ma conscience. Je fis part à Vigier de ma découverte et des soupçons qui m'étaient venus à la vue de cette caisse et au souvenir de l'aventure du capitaine portugais qu'il connaissait aussi bien que moi. Il m'écouta sans m'interrompre, sa figure changea de couleur ; il baissa les yeux pour me regarder d'une manière oblique. Ses lèvres se pincèrent. Un sourire vint effleurer sa grande bouche et avec son accent gascon il proféra tout bas un gros juron de matelot qui lui était assez familier : « *Cela se pourrait...* *Ce serait assez drôle...*» Puis il me dit plus bas encore comme si quelqu'un avait pu nous entendre, quoique nous fussions seuls : « Faites-là porter à bord quand il « fera nuit.—Oui, lui dis-je, mais votre second Isambert, « nommé capitaine de prise est responsable de la cargai-« son.... C'est un bon enfant, c'est votre ami, le mien ; « nous connaissons son caractère, nous pourrons, en le « mettant dans la confidence, compter sur sa discrétion. « — Vous avez raison, me dit-il, allez lui en parler avec « votre accent persuasif. Il vous comprendra. il y a

« longtemps que nous naviguons ensemble, je le connais.
« *Il est bon corsaire.* »

Il n'en fallut pas davantage. Je descendis dans le canot
et je me rendis près d'Isambert sous prétexte de visiter les
blessés Anglais et de passer quelques heures avec lui pour
le désennuyer. Je lui demandai à dîner. A table et comme on dit, entre la poire et le fromage, je lui fis connaître
le véritable but de ma démarche. L'affaire parut lui aller
à ravir. Il quitta même la table pour examiner lui-même
la fameuse caisse. Avec ses poignes de grapin il voulut la
soulever. Il put à peine la bouger. « Nous ne risquons
« rien, dit-il, car malgré toutes mes recherches, je n'ai
« pu trouver le registre du chargement ni aucune lettre
« de nolissement. Ils l'auront jeté à la mer. En tous cas nous
« l'y jetterons si je le découvre. » Nous nous remîmes à table
quelques verres de vin chaud nous permirent d'attendre
que la nuit fût bien noire pour retourner au baliveau.
J'avais amené avec moi deux matelots bretons, les plus
stupides que j'avais pu choisir pour être plus sûr de leur
discrétion. Vers onze heures la caisse fut descendue dans
un coin de la chambre. Je la couvris de hardes et de boîtes
d'instruments nautiques. Le souper était fini, les autres
officiers s'étaient retirés et se trouvaient sur le pont. J'allai
à leur rencontre pour leur donner des nouvelles d'Isam-

bert et de la cargaison que je leur dis être riche. Leur curiosité fut satisfaite. Nul ne se douta de rien.

Le lendemain le capitaine et moi nous nous regardions furtivement comme pour nous demander si la caisse serait ouverte ou non. Il était difficile de reculer. L'inventaire était presque terminé; nous ne pouvions plus guère y faire figurer la caisse transbordée.

Du reste quand j'eus appris au capitaine qu'Isambert n'avait trouvé aucuns papiers et que probablement les anglais les avaient jetés à la mer quand ils s'étaient vus pris, il parut tout-à-fait rassuré et me dit : « Cette après-dinée prenez les instruments que vous croi- « rez nécessaires, enfermez-vous dans ma chambre. Je « resterai sur le pont et quand vous aurez fini vous me « ferez appeler par mon mousse que je laisserai à la porte, « à votre disposition. » Ainsi dit, ainsi fait. Je me munis d'une pince, d'un épissoir et d'un ciseau de calfat. Sans bruit et sans dégât je me mis à l'œuvre. Pendant ce travail le cœur me battait, je l'avoue, comme si j'avais commis un grand crime. je respirai à peine. L'histoire du capitaine portugais toujours présente à ma pensée soutenait mon courage. Enfin à force de précautions et de soins, je parvins à enlever une partie des solides planches de

chêne qui servaient de couvercle à la caisse mystérieuse.
Sans pousser plus loin l'investigation, j'appelle le mousse
et lui dis d'aller chercher le capitaine. Vigier arrive. Il
ferme bien la porte sur lui, me regarde, cherchant à lire
dans mes yeux, regarde la caisse où des rouleaux étaient
rangés avec ordre. Il pâlit, il rougit. Etaient-ce des rouleaux de quadruples ? Il me fait signe de m'en assurer. Ses
grosses lèvres tremblaient. Il réitéra son invitation tacite.
— « Oh ! non, lui dis-je, à tout seigneur, tout honneur,
mettez la main au sac. Il prit un de ces rouleaux dont
le poids, à la figure qu'il fit, parût le décontenancer. J'en
pris un à mon tour. Il me parut un peu léger. J'enlevai le
papier qui l'enveloppait. Que vis-je ? C'était une lunette
d'approche. Vigier en fit autant; il avait aussi dans les
mains une lunette, lunette, il est vrai, magnifique, dorée,
d'une beauté et d'un fini admirables. La caisse en était
pleine. Qu'on juge de la figure que nous avions en nous
regardant. Après un moment de silence, il nous prit à
tous deux un fou rire inextinguible. Dans sa déception le
capitaine finit par me dire en gascon : « Que le bon Dieu
« vous bénisse avec son grand bénissoir.... » Je retirai
de la caisse cent cinquante lunettes de toute grandeur ;
lunettes de bord, lunettes de campagne, lunettes de spectacle. Le fond était bourré d'instruments nautiques, octan-
gles, boussoles habitacles, compas magnifiques. Tous ces
objets pouvaient avoir une valeur de cinq à six mille

francs, mais qu'allions nous faire de toutes ces marchandises. Grand fut notre embarras. Un moment nous eûmes
envie de les jeter à la mer pour lever toute difficulté. Mais
un meilleur expédient s'offrit à notre esprit. Je proposai
de nous les partager grosso-modo, et comme les parts de
prise, de les loger dans nos caisses à comestibles et dans
nos malles, en attendant l'occasion, quand nous serions à
terre, de nous en défaire avantageusement. Mon avis
prévalut.

La part d'Isambert faite, je la lui portai à son bord. Il
rit beaucoup de notre déception, accepta sans difficulté les
compas et les lunettes que je lui apportais. Nous en fûmes
quittes tous trois pour nous en rire au nez en silence toutes
les fois que nous nous rencontrions ; comme faisaient, dit-
on, les augures à Rome.

Ces messieurs trouvèrent moyen de se défaire de leurs
lunettes et de leurs compas à la Nouvelle-Orléans. Ce ne fut
qu'à Bordeaux que je me débarrassais des miennes. J'en
donnai à mes amis, j'en vendis pour mille à douze cents
francs. Ce fut ma fiche de consolation. J'étais loin du capitaine portugais.

Cependant la grande vergue du hunier rompue dans le

combat avait été remplacée et notre prise pouvait désormais marcher toute seule. Nous étions au-delà de la
pointe des Florides, à la hauteur de Pensacola, lorsqu'elle
quitta notre remorque pour gagner l'embouchure du Mississipi et de là atteindre la Nouvelle-Orléans, où Isambert
était chargé de la conduire.

Notre navire allégé du poids qu'il trainait depuis douze
jours, secoua ses ailes et reprit son vol vers la mer mexi-
caine, pour courir des bordées en attendant que quelque
bon vaisseau marchand vint nous fournir l'occasion de
terminer gaîment notre croisière.

Il n'y avait pas quinze jours que nous l'avions reprise,
lorsque nous vîmes poindre une goëlette portant le pavillon anglais de la compagnie des Indes. Notre capitaine qui
la lorgnait avec une de nos lunettes, sans doute pour en
faire l'essai, la vit sortir du canal de Yucatan et longer
cette presqu'île, comme si elle voulait entrer dans la baie
de Campêche. Nous la laissâmes arriver pendant tout le
jour, en suivant sa marche et en nous approchant peu à
peu. A notre allure elle comprit que nous avions l'intention de lui dire quelque chose ; elle accéléra sa marche,
en gouvernant dans les courants qui bordent la côte du
Mexique. Nous marchions pour ainsi dire de conserve avec

elle ; nous pûmes l'examiner à loisir, de cet œil de corsaire qui cherche à reconnaitre et à mesurer sa prise.
C'était un joli petit bâtiment pouvant porter 250 à 300
tonneaux. Il avait de l'artillerie. Son pont à notre approche s'était garni d'hommes dont plusieurs portaient l'uniforme de la marine anglo-indienne. Nous lui fîmes les
signaux qui devaient lui faire amener son pavillon. Il n'en
tint pas compte et nous envoyât sa bordée qui ne nous
atteignit pas. Nous lui lançâmes la nôtre à moins de demi
portée. Cette décharge parut lui avoir fait du mal, car à
l'instant même nous vîmes sur son pont un de ces mouvements tumultueux qui annonce quelque fâcheux événement. Alors virant le bord nous lui présentâmes notre
beaupré, pointant sur lui les deux pièces de l'avant chargées à mitraille et nous disposant à lâcher notre seconde
bordée. Il ne lui en fallut pas davantage. Pour éviter
l'abordage auquel il nous voyait préparés, en le serrant
de si près, il amena son pavillon. Les chaloupes de part
et d'autre furent mises à la mer. La nôtre montée par
vingt hommes bien armés, et commandés par le lieutenant
Villerac, qui avait remplacé mon ami, l'infortuné Quimper,
alla chercher le capitaine anglais qui se préparait noble-
ment à venir se rendre.

Villerac et ses hommes restèrent sur la prise et l'anglais
avec ses papiers fut amené à notre bord. C'était un beau

jeune homme de vingt-cinq à vingt-six ans, portant
l'uniforme d'enseigne anglais de la compagnie des Indes.
Sans avoir l'air intimidé, ni la morgue quelquefois inso-
lente des officiers de sa nation, il se tenait dans l'attitude
d'un homme que le malheur atteint sans l'abattre. Il nous
dit seulement que s'il ne s'était pas défendu davantage
c'est qu'il avait à son bord sa mère, ses sœurs et un jeune
frère qui venait d'être blessé ; que parmi les autres passagers il y avait des enfants et des dames dont l'une était
enceinte. Il ajouta, sans doute aussi pour sa justification,
qu'en partant de Balize où il avait fait ses échanges et pris
des passagers, il espérait être rejoint par une corvette anglaise et qu'il ne concevait pas son retard. Cette révélation
nous étonna un peu de sa part ; mais en tous cas, la nouvelle était bonne à savoir. Elle nous prévenait de ne pas
trop nous arrêter dans ces parages, si nous ne voulions
encore avoir maille à partir avec quelque marchand
de boulets comme nous en avions rencontré dans les environs des Bermudes. Les corsaires sans doute ne dédaignent
pas la gloire ; mais ils préfèrent le profit. Le profit d'abord,
la gloire vient après quand elle se rencontre sur leur passage.

Vérification faite des papiers de ce brave jeune homme
nous lui offrîmes quelques rafraîchissements et nous le
logeâmes dans la chambre de notre bord avec le vieux

capitaine Black, en leur donnant une garde d'honneur suffisante pour les rappeler à la raison, s'ils avaient envie de s'en écarter. Après quoi, le capitaine Vigier et moi, nous passâmes sur le navire capturé.

Notre premier soin fut d'envoyer les matelots anglais, après les avoir liés par pure précaution, tenir compagnie à leurs compatriotes qui étaient dans notre soute depuis la première prise. Un matelot avait eu la jambe fracassée par un de nos boulets. Un passager espagnol avait eu l'imprudence de rester sur le pont pendant l'affaire, et avait été atteint par un éclat de bois. Enfin le frère du capitaine, jeune homme de 17 à 18 ans, avait au bras gauche une fracture occasionnée par une barre d'auspect que le recul d'une pièce de canon avait chassée violemment.

J'offris à l'instant les secours de notre art aux malheureux blessés. Je finissais de remettre le bras du jeune Anglais lorsqu'un monsieur parlant fort bien le Français vint me prier de descendre dans la chambre où étaient les dames, près d'une jeune colombienne enceinte de six mois, et qui était dans un état de convulsion fort inquiétant. On avait déjà employé près d'elle tous les moyens possibles pour la faire revenir; mais sa position semblait empirer. Mes prescriptions parurent la soulager un peu.

Je la rassurai, par interprète, sur son état, sur celui de son mari, c'était l'espagnol blessé, et surtout sur nos intentions. Les accès d'éclampsie devinrent moins formidables ; je lui proposai et lui promis de la saigner aussitôt qu'elle serait un peu remise de sa terrible émotion. Elle y consentit.

Je m'approchai ensuite de la mère du capitaine. C'était une dame de cinquante ans environ, grande, belle, à prestance grave et majestueuse, comme le sont beaucoup d'Anglaises. Elle était assise dans un coin entourée de ses deux demoiselles et de son jeune fils, le petit Midshipman, le bras en écharpe. Elle gardait un morne silence ainsi que ses deux jeunes filles qui, par parenthèse, étaient, dans leur tristesse, d'une beauté ravissante. Je leur balbutiais en anglais quelques mots de consolation, quand, à mon grand étonnement, l'une de ces demoiselles me répondit en très-bon français, légèrement accentué, qu'elles étaient *très touchées* de l'intérêt que j'avais pris aux passagers, à sa mère et à son jeune frère ; elles savaient quels étaient les droits de la guerre en pareille circonstance, mais elles ne s'attendaient pas à tant de politesse et d'humanité.

Ce compliment avait un petit vernis d'épigramme à l'endroit des gens de notre profession, qui généralement sont regardés comme d'horribles pirates qui mangent les petits enfants et jettent à la mer les femmes après leur avoir tout pris. Je fis sentir à ces dames que l'on se méprenait sur le caractère des corsaires français et je les remerciai de la bonne opinion qu'elles avaient de nous malgré les préjugés. Sans vouloir faire parade à leurs yeux d'une vaine érudition, je leur dis qu'Alexandre-le-Grand, après sa victoire sur les Perses, avait fort bien traité la mère, l'épouse et les enfants de Darius et qu'elles pouvaient s'attendre, sauf comparaison, aux mêmes égards et au même respect. Elles me demandèrent alors des nouvelles de leur frère, le capitaine. Je les rassurai sur sa position et leur dis que pour qu'il ne s'ennuyât pas trop nous l'avions logé dans la chambre de notre bord avec le capitaine Anglais d'une autre prise que nous avions récemment amarinée. La nuit était venue. J'invitai toutes ces dames à reprendre leurs habitudes et à se faire servir comme si nous n'étions pas là. La jeune dame enceinte se trouvant un peu mieux, je me rendis dans la soute où l'on avait déposé quelques autres blessés. Je trouvai près d'eux le subrécargue du navire. Il s'entendait en chirurgie. Il avait fait quelques études dans sa jeunesse. Il était Irlandais et parlait assez bien français. Nous nous consultâmes sur l'état du matelot qui avait eu la jambe fracturée d'un boulet. La blessure était grave et dans un mauvais état. Nous décidâmes de l'amputer.

N'ayant pas de malades à notre bord, je prévins le capitaine que je passerais la nuit sur la prise.

Le lendemain, après avoir opéré le malheureux matelot et pansé les autres blessés, je fis demander si ces dames étaient disposées à me recevoir. On m'introduisit dans la dunette où elles se tenaient ordinairement. Aux compliments d'usage et à la question que je leur adressai sur la manière dont elles avaient passé la nuit, on répondit, en me remerciant de ma politesse, par un sourire mélancolique. Je m'approchai de la jeune colombienne qui était étendue sur une chaise longue. Je lui trouvai un peu de fièvre, je la saignai et lui conseillai encore le repos. On apporta du thé. Ces dames me proposèrent de le prendre avec elles. J'acceptai. Tout allait pour le mieux. L'état moral des pauvres passagers avait repris quelque sécurité. Cette charmante goëlette, brillante, neuve, avait bien été percée de quelques boulets, mais, trois heures après l'affaire, ses avaries étaient réparées. La mer était belle, un vent heureux protégeait notre marche, nos deux navires voguaient de conserve à quelques brasses l'un de l'autre, tout était tranquille. Je fis descendre le canot pour aller rendre compte au capitaine de mes exploits de la nuit, un peu aussi pour connaître son opinion sur l'importance de notre capture.

Vigier, pendant la visite qu'il avait faite à bord de la

goëlette, avait jeté, en vrai corsaire, son coup-d'œil d'aigle
sur sa proie. Il nous dit que la prise était considérable et
valait mieux que tout ce que nous possédions déjà; que
presque toutes les marchandises venaient de l'Inde, qu'il
y avait des soieries, des mousselines peintes, des madras,
des vins et une caisse de poudre d'or. A ce mot je poussai
involontairement un soupir de regret, qui semblait dire :
Pourquoi cette caisse ne se trouvait-elle pas sur l'autre
navire au lieu et place de la caisse aux lunettes ? Le capitaine me comprit, il sourit légèrement, s'interrompit et
acheva son énumération en disant qu'il n'avait pas tout vu.

Edifié sur ce point intéressant, je retournai chaque jour
visiter mes blessés, mon amputé et surtout nos dames.
La petite colombienne avait recouvré la santé et repris
sa gaité. Petit à petit on se résignait; la confiance semblait
s'établir entre nos aimables prisonnières et nous. On
devenait plus familières et le rire commençait à naître sur
ces jolies petites mines naguère si renfrognées. Nos pro-
cédés du reste étaient humains et généreux. Un jour, par
ordre du capitaine, je demandai à la dame anglaise, mère
du prisonnier, si elle serait désireuse de voir son fils.
Vous sentez avec quel transport fut acceptée cette proposition ! Des larmes de joie et de reconnaissance coulèrent
de tous les yeux intéressés à cette entrevue. Dès l'après-
midi le prisonnier, accompagné du capitaine Vigier, vint

demander à dîner à madame sa mère. Est-il besoin de
dépeindre les premiers effets de l'arrivée de ces messieurs ?
Il y avait huit jours qu'on était séparé de ce cher enfant.
Des larmes, des soupirs, des sanglots étouffés, des étreintes
affectueuses et répétées avec cette effusion, où l'on distinguait les regrets pour le malheur passé, mêlés au plaisir
du bonheur présent, telle fut cette scène attendrissante.

Le dîner fut servi. Tous les passagers y étaient invités.
Le capitaine Vigier, le lieutenant Villerac et moi nous
fûmes placés entre les dames, et ma foi, vers le milieu du
repas, vainqueurs et vaincus, corsaires et prisonniers, on
eût dit que nous étions à une nôce. L'anglais proposa un
toast au roi Georges. Nous bûmes à la santé du roi Georges.
Vigier en proposa un à la France et au premier consul ;
nous bûmes à la France et au premier consul. Moi, debout, le verre en main, je me mis à crier : « A la paix
« prochaine entre deux nations faites pour s'estimer ! »
Alors ce fut un cri de joie général, un vrai hourra de
bravos. (Nous ne savions pas qu'on était en train d'en plâ-
trer une). On voulut aussi boire à ma santé particulière.
Au même moment un coup de canon partit du baliveau et
répété de suite par la goëlette, nous fit bondir tous sur
nos sièges. C'était une galanterie de M. le capitaine de
prise. On se remit bientôt de cette commotion inattendue
et chacun reprit son aplomb. Je terminai la soirée en
chantant à ces dames des romances de marin.

Il fallut se séparer. Les embrassades recommencèrent entre les membres de cette famille, avec moins de larmes cependant. Le jeune capitaine anglais retourna un peu triste avec le nôtre, à bord du baliveau. Je restai encore cette nuit là sur la goëlette. Mon amputé avait eu une petite hémorrhagie, que j'étais bien aise de surveiller moi-même, quoique notre Irlandais ne manquât pas d'adresse. En pareil cas il est bon d'être deux. Les dames s'étant retirées, messieurs les passagers restèrent autour d'un énorme bol de punch dont ils voulurent me faire les honneurs. La conversation s'engagea sur les motifs de leur voyage au Yucatan. Les Espagnols étaient des agents envoyés de la métropole. Leurs dames étaient américaines. Ils se rendaient à Séville dont ils étaient originaires. Leur voyage avec leurs dames et leurs enfants était un voyage d'agrément plutôt que d'utilité. Les deux familles anglaises étaient de Jersey et par conséquent presque françaises ; aussi parlaient-ils tous fort bien notre langue. C'étaient des commerçants. Ils retournaient en Europe après avoir passé plusieurs années à Balize où ils faisaient des échanges de commerce.

Cependant nous arrivâmes à l'embouchure du Mississipi, et là nous virâmes le Cap pour entrer dans ce vaste et rapide fleuve. Nous en remontions le cours en louvoyant contre les contre-courants pour en vaincre la rapidité ; rencontrant sur notre route, non seulement des masses de détritus de bois et de végétaux qu'il charie sans cesse, surtout après la crue des grandes eaux ; mais encore tantôt des îlots bourbeux où vivent toutes sortes de reptiles, des tortues énormes, des serpents de toutes espèces, et surtout des caïmans d'une grosseur prodigieuse ; tantôt des îles flottantes, débris détachés des forêts vierges que traverse ce fleuve, dont la marche vagabonde, mine, soulève et emporte jusqu'à la mer, d'énormes portions de terre tout emmenagées de leurs habitants, animaux et végétaux, si elles ne rencontrent sur leur passage quelque crique ou quelque pointe du continent qui les arrête et se les approprie. Nous fîmes ainsi quarante à quarante-cinq lieues. Enfin après une traversée de deux jours et demi de marche au milieu de tous ces obstacles, nous arrivâmes en vue de la Nouvelle-Orléans. Le port qui est assez beau, contenait une grande quantité de navires marchands, les uns à l'ancre, les autres en partance. Nous allâmes fixer le nôtre dans un bon fond, en face du vaisseau de l'amirauté, à quelques brasses de l'entrée du port, où il resta tout le temps que nous passâmes en ce pays.

Notre croisière était finie, sauf toute éventualité, nous ne devions partir de la Nouvelle Orléans que pour retourner en France.

CHAPITRE V.

***

Arrivée à la Nouvelle-Orléans, débarquement après les formalités remplies.

Nous rendons la liberté à nos prisonniers après avoir, selon
l'usage de l'époque, fait prêter serment aux capitaines de ne
pas reprendre de service avant la fin de l'année révolue de
leur captivité.

Trait de politesse de notre part envers nos aimables prisonnières. État du pays à cette époque.

Observation sur la race la plus nombreuse des habitants de
ce pays, celle des esclaves nègres et mulâtres à divers
degrés. Connaissance que je fis parmi les descendants des
fondateurs de cette colonie qui sont aussi mulâtres, mais de
race aborigène mêlée au sang français. — Leurs richesses,
leurs mœurs, leurs habitudes. Ils me font assister à une
partie de chasse au-delà du fleuve, dans les Savones et les
forêts vierges, pendant laquelle nous sommes surpris par un
orage du pays.

Vente lucrative de nos prises.

Nous apprenons qu'une paix vient d'être signée entre la France
et l'Angleterre, et qu'une armée formidable commandée par
le général Le Clerc, venant de Ponce, a débarquée à Saint-
Domingue. Nous nous préparons à retourner en France, en
touchant à Saint-Domingue, comme notre itinéraire nous le
prescrivait.

***

Cependant, les formalités remplies près de l'amirauté, des
douanes et du conseil des prises, nos chaloupes nous con-

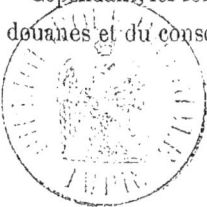

duisirent à terre, les premières personnes qui s'offrirent à
nous, furent nos matelots qui, sous la conduite d'Isambert,
avaient amené notre première prise ! Chaque jour, depuis
leur arrivée, ils venaient se mettre en vigie sur le port
dans l'espoir de nous voir débarquer. Ils nous dirent que
leur capitaine Isambert était un peu malade, qu'il craignait
la fièvre jaune qui commençait à se manifester, qu'il était
triste, qu'il mangeait peu, qu'il ne buvait plus. A ces
indices je compris que la santé d'Isambert pourrait bien
être dérangée. Je leur dis d'aller le prévenir de notre
arrivée et de ma visite prochaine.

Pendant ce temps-là, le capitaine Vigier avait fait débarquer nos prisonniers et nos aimables prisonnières. On les
conduisit à un hôtel où ils prirent un logement. On fit
prêter aux deux capitaines le serment de ne prendre aucun
commandement pendant une année, serment pour la
forme, auquel tout le monde se soumet de bonne grâce,
parce que personne ne le tient. Ensuite on leur rendit la
liberté. Ces deux hommes quoique compatriotes, ne paraissaient pas bien ensemble. On prétend que le vieux gour-
mandait l'autre de ce qu'il ne s'était pas assez défendu.

Les dames parentes du jeune officier, le petit midshisp-
man, les autres passagers et leurs familles, eurent aussi

leur liberté. Nous leur permîmes même d'emporter après inspection, tous les effets à leur usage, et de se retirer où bon leur semblerait. A chacun des matelots prisonniers nous donnâmes un décompte de deux mois de solde. Je fis transporter l'amputé et les autres malades à l'hôpital. Chacun disparut. Les uns prirent passage sur des navires américains, les autres se perdirent dans la foule, nous n'entendîmes plus parler d'eux.

Nous n'avions plus qu'à attendre la confirmation de la légalité des prises et à en faire faire la vente, ce qui demanderait un temps dont nous ne pouvions connaître la durée. Il fallut donc songer comme on dit à nous caser. nous eûmes bientôt trouvé le vivre et le couvert. Nous nous rendîmes le même jour chez notre traiteur pour avoir tout de suite un échantillon de son savoir faire et de la manière de vivre du pays. En dinant, j'examinai l'ami Isambert et je pus m'assurer que la maladie dont on le disait atteint, n'était autre chose que l'ennui de se trouver séparé de nous. Si en notre absence il ne buvait pas, comme le disaient les matelots, il prit bien sa revanche quand nous lui fûmes rendus. Notre présence le guérit radicalement et sans convalescence.

Une fois installés, n'ayant d'autre occupation ou d'autres soins que d'éviter l'ennui, je me rendais chaque jour

accompagné de quelque camarade dans les cafés, dans les
endroits publics, les promenades les plus fréquentées, afin
d'y prendre une ample connaissance du caractère , des
mœurs et coutumes des habitants du charmant pays, où
il était probable que nous allions faire un assez long
séjour.

Je remarquai d'abord que la société américaine de cette
contrée, avait un type d'originalité qui ne ressemblait
guère à ce que j'avais vu précédemment. Je m'attachai à
examiner la classe la moins brillante mais la plus nombreuse, qui est celle chargée de tous les travaux, de tous
les détails de la vie, c'était la race des esclaves, la race
noire à tous les degrés. Je l'avais à peine aperçue à Saint-
Domingue où pendant cette formidable révolution elle avait
en partie disparu, mais à la Nouvelle-Orléans où rien des
mœurs et des habitudes n'avait encore changé, l'esclavage
y était resté dans toute sa vigueur. Je voulus la voir de
près et dans tous ses détails. Je fus bientôt à même de
remarquer que malgré le caractère vif, impétueux des
maîtres blancs et de couleur, les esclaves y étaient en
général assez bien traités sous tous les rapports, il était
très rare que l'on entendit dire que tel ou tel maître avait
envoyé un esclave à la Calabose (*) pour y recevoir une
correction que souvent il a bien mérité, mais que l'indulgence du maître lui pardonne en faveur de quelque

mensonge, ou de quelque flatterie dont ces gaillards là
ne sont jamais en reste, et pourtant je puis assurer, pour
l'avoir vu de mes propres yeux à la Nouvelle-Orléans,
ainsi qu'à l'île de France et de Bourbon où je suis allé plus
tard, que nos paysans d'Occident sont souvent plus malheureux que les nègres esclaves des colonies que j'ai citées. Ils
ont la liberté, état estimable sans doute, mais cette liberté
ne les préserve pas toujours eux et leurs familles d'un état de
malaise bien poignant dans les moments de pénurie où les
expose la hausse ou la baisse des denrées commerciales,
dans la variété du prix des denrées, etc. Au lieu que l'esclave
une fois dans la maison d'un maître, celui-ci est obligé par
la loi et de plus par son propre intérêt de lui fournir une
nourriture saine et suffisante pour lui et sa famille quelque nombreuse qu'elle soit ; de lui donner une case convenable pour le loger lui et les siens ; de lui laisser le
dimanche et quelques grands jours fériés pour qu'il puisse
satisfaire aux devoirs de sa religion, qu'il ait le loisir du
repos, ou qu'il emploie le temps qu'on lui laisse à soigner
le petit jardin dont il a la jouissance et dont la culture lui
rapporte des fruits, des légumes et souvent le moyen d'y
élever des volailles, d'y avoir une chèvre laitière et même

(*) La Calabose est une espèce de maison d'arrêt particulière
où l'on envoie, moyennant paiement, pour le punir ou le fustiger,
l'esclave passible d'une peine. Le maître indique lui-même par
un billet le mode et la vigueur de la correction.

7

quelquefois un porc dont le produit est pour son usage, ou dont la vente, même souvent à son maître, lui permet de satisfaire quelqu'autre besoin comme ; objet nécessaire à son ménage ou de luxe pour sa *commé* (c'est ainsi qu'il appelle sa femme). Tel que le classique mouchoir de madras, ou quelque bijou de verroterie pour la parer. S'il tombe malade, lui ou ses enfants, s'il devient vieux, infirme, incapable de travailler, on lui donne un poste plus doux à remplir et il est sûr d'être placé jusqu'à son rétablissement ou sa mort dans un hospice public aux frais du maître, ou dans une infirmerie particulière. Dans l'habitation, un médecin attaché à la maison vient lui donner ses soins et il est visité par la maîtresse elle-même qui s'acquitte souvent de ce pieux devoir avec une bonté, une humanité qui donnerait envie à nos dames patronesses de France de les imiter. Ils reçoivent aussi les secours de la religion selon la secte dont ils ont été faits en arrivant aux colonies ; l'esclave africain à quelqu'âge qu'il soit transporté est baptisé, catéchisé afin qu'il puisse jouir des sacrements. Il se marie souvent à une femme de la maison ; mais il la choisit toujours lui-même, les nègres sont ordinairement bons pères et bons époux. Il est vrai que leurs enfants en naissant sont esclaves, car ils appartiennent à l'habitation et peuvent selon la volonté du maître être vendus séparément. Mais ces mêmes enfants s'ils sont sages et intelligents, on les fait instruire dans une profession quelconque afin de les mettre à même de devenir de bons ouvriers et par suite de rendre leur sort plus heureux ; car ils reçoivent alors un salaire qui les met en état d'amasser de quoi se racheter ; et souvent après un certain temps s'ils ont su s'attirer l'estime de leurs maîtres, ils en sont affranchis sans rachat. Voilà l'état dans lequel j'ai vu l'esclavage dans tous les pays que j'ai parcourus. Il est vrai partout qu'il n'en est pas toujours de même. Il y a partout de bons et de mauvais maîtres, comme il y a aussi de méchants esclaves , incorrigibles, ayant tous les vices : l'ivrognerie, l'infidélité, le mensonge, la cruauté et ils seraient par vengeance les assassins de leurs camarades et de leurs maîtres si une juste mais sévère répression ne venait les morigéner. On en a vu des exemples terribles à Saint-Domingue. A ce memorable épisode près, de tels hommes d'un côté comme de l'autre sont rares et le deviennent de plus en plus parce qu'une organisation sage mais sévère est venu maintenir l'ordre chez eux.

L'Africain est naturellement féroce ; la civilisation même, malgré le mélange de son sang avec celui de la race blanche, a peu changé son caractère primitif, et ses descendants bien que nés en Amérique, qu'ils soient esclaves ou nés libres, restés dans l'ignorance ou qu'ils aient reçu de l'éducation comme il s'en trouve dans la société, cela n'ôte rien, ou du moins peu de chose à leur caractère naturel ; et le sang africain qui coule dans leurs veines, à quelque degré de mélange qu'on l'étudie, ne se refroidit jamais.

Cependant, si l'on observe le nègre à l'état de calme et d'insouciance où il vit ordinairement, on ne devinerait pas ce dont il est capable. Il a toutes les manières et la naïveté d'un enfant, on le croirait l'être le plus doux, le plus pacifique du monde. Est-ce l'état d'esclavage qui le rend ainsi ? C'est possible...... Il est naturellement nonchalant, paresseux, il lui faut un stimulant un peu actif pour le décider au travail. Ne rien faire, dormir, est pour lui le comble de la félicité ; dût-il jeûner à son réveil. Mais quand il s'agit de plaisir, de jeux, de danse, on voit se réveiller en lui une force extraordinaire. Quoiqu'assez simple en apparence, il ne manque pas d'un certain jugement ; il est observateur malin, il est même poète, et sur des airs monotones, souvent de sa composition, il chante tout. Il n'est pas de chronique, d'histoire un peu scandaleuse surtout, qu'il ne reproduise en chansons. Sans égard pour les héros de ses romances, ses maîtres comme ses compagnons y sont souvent drapés de la manière la plus plaisante. Le langage créole prête d'ailleurs infiniment à des saillies, à des pointes dont la finesse ne manque pas d'esprit ; les blancs et les noirs en rient beaucoup et les applaudissements abondent ; mais si quelqu'auditeur a l'esprit mal fait, se fâche et lui paye sa poésie de quelques gourmandes, cela ne va jamais plus loin et ne l'empêche pas de recommencer.

Les nègres sont aussi fort superstitieux et gardent, par tradition, toutes les rêveries que leurs ancêtres ont raconté et celles que les nouveaux débarqués d'Afrique leur rapportent du pays natal. Ils croient aux revenants qu'ils appellent *Zomby*, aux rêves, aux signes cabalistiques, aux amulettes qu'ils nomment *gri-gri*. Ils pensent aussi que les singes, avec lesquels ils sont très-familiers et pour lesquels ils ont une espèce de vénération, sont un petit monde, ils établissent même entre eux une similitude qui ressemble à une parenté. Ils disent en créole : « *Ah çà malin ! çà p'ti monde, çà pas voulé pâlé, pas çà pas voulé tavayer.* » (Ça ne veut point parler parce que ça ne veut pas travailler ; ah ! ils sont malins.). Une autre remarque à faire, c'est que les nègres pur sang ont toujours eu une aversion, un mépris insurmontable pour les mulâtres qui sont pourtant leurs descendants le plus souvent en ligne maternelle. Ils en sont jaloux à l'excès, aussi dans l'occasion leur lancent-ils des épithètes aussi injurieuses que plaisantes ; ils les appellent par exemple (*caca blanc*) et dans leurs fabliaux ils formulent une hiérarchie fort expressive de l'espèce humaine. Ils disent :

Après bon Dieu, c'est maître à moie (moi).
Après maître à moie, c'est blanc,
Après blanc c'est nègre,
Après nègre c'est chien,
Après chien c'est milâtre.

Le fameux Toussaint Louverture qui ne parlait que créole et qui était bien nègre dans la force du terme par son astuce et sa perfidie, disait en parlant du général Lavaux qui, au commencement de la révolution, était gouverneur de Saint-Domingue et qui, ayant reconnu de l'intelligence à ce noir l'avait revêtu de quelqu'autorité auprès des gens de sa couleur, disait dans ses élans de reconnaissance pour ce général : «Ah! çà, après bon dieu pour moi, c'est Lavaux! » Ce qui ne l'empêcha pas de le dénoncer à la convention nationale pour le faire rappeler en France aussitôt qu'il sentit n'avoir plus besoin de lui.

Après avoir dessiné quelques traits de la physionomie de cette race noire originaire des diverses contrées de l'Afrique, importée successivement depuis plusieurs siècles dans les colonies américaines où elle s'est propagée à l'infini, non-seulement entre elle, mais aussi en s'unissant à la race blanche avec laquelle elle a produit une espèce mixte connue sous la dénomination de mulâtres ou hommes de couleur. J'ai pensé que cette dernière méritait

aussi une description particulière ; car le mélange du sang
africain avec celui des européens semblerait avoir donné à
ces êtres une constitution plus forte, plus vigoureuse sous
le rapport physique et même intellectuel que celle des
deux races qui lui ont donné naissance. En effet, si nous
voulons nous en rapporter à ce que nous voyons tous les
jours (et sauf toute comparaison), nos animaux domestiques par exemple, ne remarquons-nous pas une amélio-
ration, une régénération incontestable due au croisement
de deux êtres d'une nature différente, bien que de la
même espèce ?

Toutes mes observations m'ont conduit à remarquer,
qu'à quelque degré de génération qu'ils arrivent, ils n'en
conservent pas moins leur type originel et que le sang
africain bien que modifié par celui des blancs s'y reconnait
toujours ou du moins fort longtemps, aussi n'est-ce qu'à
la septième génération sans interruption de blanc à être
de couleur, que ceux qui en procèdent deviennent aussi
blancs que les Européens. Quelques signes caractéristiques
seuls tirés de la conformation osseuse, de la forme et de
la qualité des cheveux, des ongles, peuvent les faire distinguer de ces derniers. C'est à ces signes que dans les
contrées américaines où l'esclavage n'est pas encore aboli
qu'on reconnait l'esclave fugitif, bien que sa couleur ne
soit pas celle des gens de sa condition.

C'est ainsi que j'ai vu dans diverses colonies des jeunes
gens et surtout des jeunes et jolies filles, aussi blanches
que nos parisiennes, être encore à l'état d'esclavage ; pourtant leur beauté, leur élégance, leur éducation quelquefois
les auraient fait prendre pour des personnes de distinction.
Il est vrai que ces esclaves d'une nature privilégiée,
étaient presque toujours choisis pour remplir dans la
maison de leur maître les fonctions de la haute domesti-
cité ; les hommes, selon le degré de leur intelligence, de
leur savoir, de leur capacité, on en faisait des commis,
des secrétaires, des gérants, etc... Quant aux jeunes filles
outre les fonctions à peu près analogues, si elles ont
quelque peu de savoir, de bonnes manières, elles sont
toujours dans l'intimité de leurs maîtresses ou de leurs
maîtres ; souvent enfants d'esclaves de l'habitation, élevées
par les soins et aux frais du patron, elles en étaient quelquefois un peu parentes... Il faut dire qu'à l'époque où
j'habitais ce pays, les mœurs n'y étaient malheureusement
pas très-rigides ; la polygamie et le concubinage étaient
tolérés par les lois qui géraient alors les colonies. Ces
lois proscrivaient les mariages légitimes entre les blancs et
les gens de couleur ; des ordonnances de nos rois, notamment un édit de Louis XIV daté de 1704, privait de ses
titres de noblesse le gentilhomme qui contractait une
semblable alliance. Il n'y avait pas jusqu'au préjugé po-
pulaire qui ne stigmatisât une union sainte et légitime,

entre un pauvre plébéien blanc et une riche négresse libre, veuvé ou à peu près d'un maître qui, en lui donnant sa liberté avait pu, malgré les lois contraires à ces sortes de legs, lui assurer une existence honnête. Cette dernière mariée légitimement ne pouvait s'asseoir ostensiblement ni elle ni ses enfants, bien qu'ils fussent libres, à la table de son époux et maître, uniquement parce que celui-ci était blanc.

Quant aux enfants qui provenaient d'une union illégitime entre une esclave et un blanc, ce qui était beaucoup plus commun qu'autrement, ils naissaient esclaves puisque leur mère l'était, car la loi disait que les enfants devaient suivre la condition de leur mère ; alors en cas de ruine, de décès, si le défunt ne les avait affranchis d'avance, ils étaient vendus à l'encan comme une chose mobilière par les héritiers ou les créanciers du décédé.

Cet état de choses explique bien comment à Saint-Domingue, au moment où cette fameuse révolution éclata, les jeunes mulâtres ne furent pas les derniers à rompre leurs chaînes et à se joindre aux noirs insurgés dont ils étaient d'ailleurs les instigateurs et dont ils devinrent les chefs, ayant plus qu'eux l'intelligence, l'instruction et la bravoure naturelles à cette caste. Aussi la plupart d'entre eux eurent-ils des grades dans les armées qui se formèrent successivement. Plus tard des haines, des jalousies de couleur amenèrent des divisions ; ils se battirent les uns contre les autres ; puis ses intérêts particuliers, le besoin de donner à cette révolution, une forme qui profitât à quelques-uns, attira sous les drapeaux des noirs d'un côté, des mulâtres de l'autre, hommes libres et riches propriétaires qui en se plaçant à la tête de ce terrible mouvement en devinrent les chefs supérieurs.

C'est ainsi que l'on vit surgir des talents remarquables, des hommes chez lesquels la politique, la diplomatie et l'art de la guerre semblaient être innés, et lorsque l'armée française si savante en stratégie arriva, elle se choqua contre une résistance à laquelle elle était loin de s'attendre. Les deux partis noirs et mulâtres qui s'entre-détruisaient, s'étaient réunis à l'approche du danger commun et étaient devenus formidables.

A notre arrivée, ce pays vendu par madame de Pompadour à l'Espagne qui le garda 33 à 34 ans, c'est-à-dire jusqu'en 1800, venait de rentrer au grand contentement des habitants, sous la domination française. L'esprit républicain, déjà en baisse en France sous le consulat, n'avait encore rien perdu de son expansion dans cette colonie.

On y criait : *Vive la République ;* on y chantait la Marseil-
laise et les autres hymnes patriotiques. Tous les Français
y étaient bien reçus. Nous profitâmes, je l'avoue, de cet
enthousiasme. Les invitations nous arrivaient de toutes
parts. Nous ne pouvions y suffire.

Il faut dire aussi que dans cette colonie, plus que
dans toutes les autres, l'hospitalité envers les étrangers
quels qu'ils soient, est une des vertus dominantes. Il
suffisait d'être français et un peu aimable pour devenir
l'objet de mille attentions, de mille prévenances. Bientôt
nous fûmes les hôtes choyés des plus riches maisons. Invité
un jour à dîner chez un négociant dont la réputation de
fortune était proverbiale, j'y fus conduit par un de ses
confrères. Aussitôt entouré par les nombreux convives qui
m'adressèrent mille questions sur la France, sur l'état
actuel de son gouvernement, sur le premier consul, etc.,
etc. Je ne savais à qui répondre. Après un repas splendide
dont le maître de la maison avait fait les honneurs avec
une grâce infinie, celui qui m'y avait conduit me prenant
à part en sortant de table me dit : — « Vous ne savez peut-
« être pas quel est le monsieur chez lequel vous avez dîné ?
« — Non lui dis-je, mais à ses manières à son excellent
« ton, ce ne peut être qu'un homme fort bien élevé. Si je
« juge de son instruction par les échantillons qu'il nous

« en a donnés dans sa conversation, c'est comme on dit, un
« homme tout-à-fait comme il faut. — Sans doute,
« me dit-il.— Et puis, ajoutai-je, il paraît au train de sa
« maison, au nombre des esclaves occupés à le servir, qu'il
« a une brillante fortune. — Oh, me dit-il, monsieur,
« quatre fois millionnaire. — Ah vraiment ! m'écriai-je
« émerveillé. — Eh bien, Monsieur, son grand père qui
« était Français était un coquin venù ici comme déporté,
« ayant sur l'épaule une fleur de lys imprimée avec un fer
« chaud, par la main du bourreau. — Oh! oh ! répondis-
« je, en prolongeant mon exclamation et en me
disant tout bas : C'est possible, mais il paraît qu'aux colonies, c'est comme en France, la médisance est à l'ordre du
jour, même envers ses propres amis. Je ne pus m'empêcher de répondre à celui qui m'instruisait si bien : « Mais
« si ce monsieur, par sa probité, par l'honnêteté de sa vie
« privée, par sa loyauté, a su racheter les torts de son
« aïeul, s'il a su conquérir l'estime de ses concitoyens, s'il
« en est digne, il ne doit pas être passible des fautes de
« son grand père. Il est même fort honorable pour lui d'a-
« voir réhabilité son nom et sa famille. Les fautes sont
« personnelles, le mérite aussi. — C'est vrai, monsieur,
« me dit-il, et vous avez raison.... mais... » Ce mais
articulé d'une manière dubitative me fit comprendre que
j'avais devant moi un sot et un méchant comme on en
trouve partout et je l'évitai autant qu'il me fût possible.

De semblables invitations se renouvelaient souvent. Il ne suffisait pas pour y répondre d'avoir un estomac complaisant, il fallait encore des moyens de transport ; la ville n'étant point pavée ; il n'y avait pas même de trottoirs. Après une de ces pluies torrentielles qui tombent dans ce pays à certaines saisons, les rues devenaient de vastes bassins de boue infranchissables. Malgré nos bottes nous avions beaucoup de peines pour nous rendre aux soirées quand on ne venait pas nous chercher en voiture. Les voitures de louage étaient encore inconnues dans ce pays. La ville ne comptait pas alors plus 18 à 20 mille âmes, y compris les gens de couleur libre, les familles espagnoles restées après l'évacuation et les réfugiés de Saint-Domingue qui étaient venus s'y établir pour fuir la domination des nègres révoltés. Les rues étaient bien alignées, fort larges et bordées de fort belles maisons à plusieurs étages, beaucoup en bois et de forme espagnole, d'autres à la française. Le port quoiqu'entouré de marécages insalubres, était garni de belles maisons, de magasins, ainsi que les rues qui y aboutissaient et les abords du fleuve. On remarquait parmi de fort beaux édifices, des églises gothiques, le palais du gouvernement, des hôtels anciens et magnifiques, un collége, un théâtre. Une troupe de comédiens français y jouait plusieurs fois par semaine. Il y avait alors un assez bon opéra. Nous manquions rarement le spectacle. La salle était toujours pleine et fort bruyante. La première fois que je

m'y rendis, on jouait *La Caravane*, opéra à grand spectacle. Ce qui me frappa le plus c'est que les choristes étaient
presque toutes de jeunes mulâtresses, enfants du pays,
cela convenait assez à l'esprit de la pièce ; quoiqu'on leur
eût mis du rouge et du blanc, j'aurais mieux aimé qu'elles
fussent naturellement blanches. Leur couleur me rendit
mes souvenirs. Je revoyais en elles sans faire de comparaison car elles en étaient indignes, ma pauvre Mirza. Cette
similitude de couleur la rappelait à ma pensée.

Combien de fois pendant le temps que dura notre croi
sière dans le golfe du Mexique, la nuit, lorsqu'une douce et
bienfaisante brise venait tempérer l'ardeur de ce ciel du tro-
pique et ralentir la marche paisible de notre nef mollement
bercée sur cette mer onduleuse où mille feux inconnus se
mêlaient à la lumière réfléchie des astres, qui se mêlant dans
la transparence des eaux semblaient nous entourer de tous
côtés avec leur voûte d'azur, combien de fois dans ces
solitudes brillantes et silencieuses, dans ce solennel repos
de la nature, rendu à mes tendres rêveries je me laissai
aller à une délicieuse et poëtique mélancolie , mon bonheur passé, le fatal instant de notre séparation et le trouble
inconnu que ses tristes pressentiments avaient jeté dans
mon âme , étaient pour moi une sorte d'inspiration.
Les dernières paroles qu'elle put articuler au milieu de
son désespoir et de ses sanglots, en me faisant ses adieux,

étaient un texte que je répétais sans cesse en moi-même,
en imitant son langage si expressif et si doux, je finis
par les mettre en vers, en me contentant de les condenser
et d'y arranger quelques rimes, je choisis un air de Paul
et Virginie qu'elle aimait tant à chanter, puis je me plai-
sais à fredonner mon œuvre pour nourrir et charmer ma
tristesse par une sorte d'illusion volontaire. Je croyais l'entendre elle-même comme si sa voix si douce et si
chère avait eu un écho dans ma voix de même que son
amour dans mon cœur. Je me suis si souvent répété ces
stances à moi-même qu'elles se sont gravées dans mon
esprit en traits ineffaçables.

AIR *de Paul et Virginie de Kreuser.*

Adieu, adieu.
Disait la pauvre créole,
Adieu, adieu.

Toi va donc quitter ces lieux,
Bonheur avec toi s'envole
Et larmes brûlent mes yeux.
Toi partir moi me désole,
Sort à moi bien malheureux.

Adieu, adieu.

Sort à moi bien malheureux,
Moi plus jamais quitter rivage,
Quand navire à toi va partir,
Moi va gémir sur la plage,
Ça moi n'a plus qu'à mourir.   (*Bis*).

    Adieu, adieu.
Oui mourir dans cette année,
    Adieu, adieu.

    Zomby (*) venu dire à moi,
De fatale destinée
Moi bientôt suivre la loi ;
Triste , seule abandonnée ;
Moi voulai vivre pour toi.

    Adieu, adieu.

Moi voulai vivre pour toi.
Dans mon cœur navré de tristesse,
Moi gardai cruel souvenir.
Si pour jamais me délaisse,
Moi va donc deux fois mourir.   (*Bis*).

    Adieu, adieu.

(*) Zomby en langue créole, veut dire le revenant. Une tradition que les nègres ont apporté de l'Afrique s'est perpétuée de bouche en bouches à leurs descendants : ils croient que l'âme de leurs parents morts vient pendant leur sommeil les avertir des malheurs qui doivent leur arriver. Cette superstition est tellement accréditée dans leur imagination, que rien ne peut les en dissuader ; même chez ceux qui ont reçu de l'instruction.

Je reviens à la Nouvelle-Orléans dont le théâtre et surtout les choristes m'ont éloigné. Un observateur aurait fait plus d'une remarque sur cet assemblage bizarre d'habitants, la plupart étrangers, que nous rencontrions au spectacle et dans les cafés; population flottante, composée de marchands, de pacotilleurs, d'intrigants, d'aventuriers de toute nation et de toute couleur, notamment de français. On connait l'origine de cette ville. Ce sont des français qui l'ont fondée. Etablis au Canada vers le 15e ou 16e siècle, ils s'unirent à des femmes Iroquoises, Huronnes, Algonquines et vécurent de la même vie que les peuplades sauvages contre lesquelles ils avaient d'abord combattu, chassant, péchant, boucanant les produits de leur chasse. En parcourant les forêts, les savanes, les lacs, les fleuves, ils arrivèrent jusqu'aux bords du Mississipi où ils rencontrèrent un autre peuple sauvage, les Syous qui habitaient le vaste bassin de ce fleuve. Ils se lièrent encore avec ces derniers, et c'est alors qu'ils jetèrent les premiers fondements d'une ville, qu'ils appelèrent la Nouvelle-Orléans. Ce nom et celui de Louisiane donné à cette immense contrée fut de leur part une espèce de flatterie adressée à Louis XIV dont ils reconnaissaient encore l'autorité, quoiqu'il y eut plus d'un siècle que leurs ancêtres fussent établis au Canada, et qu'oubliés dans ce pays éloigné, la plupart d'entre eux n'eussent jamais vu la France. Cependant

8

ils en avaient conservé les mœurs, les habitudes, le caractère et même le langage qui est encore celui que leurs
descendants parlent aujourd'hui. Ce pays éprouva bien des
vicissitudes dans son organisation et sa destinée. Montré
comme un Eldorado à leurs trop crédules partisans, par le
célèbre Law et la compagnie des Indes occidentales, il devint une cause de ruine pour la moitié de la France. On y
envoya une soi-disant colonie, composée de tout ce qu'il
y avait de plus infime à Paris et dans les provinces. Cette
tourbe alla y périr de faim. Depuis, d'autres colons plus
sérieux de diverses nations vinrent s'y établir, mais sans y
effacer le caractère primitif qui restera toujours français.

La partie de la population la plus curieuse à étudier ce
sont, sans contredit les descendants de ces fameux bouca-
niers, coureurs de bois, premiers fondateurs de la ville.
Leur teint moins bronzé que celui des autres mulâtres,
leur figure plus régulière, leurs cheveux noirs et plats ne
laissent aucun doute sur leur origine. Le sang aborigène
des races sauvages canadiennes mêlé au sang français, cir-
cule dans leurs veines et en fait des hommes d'une nature
particulière. Héritiers des premiers possesseurs, leurs richesses en biens fonds sont considérables, leurs plantations
sont immenses, ils y occupent des esclaves par centaines.

Leur caractère libre, franc, a quelque chose de sauvage,
tempéré partout par une grande loyauté. Ils ont conservé
par tradition les habitudes de leurs ancêtres. Ils sont grands
chasseurs et font pour ce plaisir en certaines saisons des
voyages de cent à cent cinquante lieues et plus dans le nord,
à travers les forêts et les savanes pour aller courir les
bêtes fauves. Ils campent en route et se font rejoindre par
des hordes de sauvages dont ils parlent les idiômes et
qui leur servent de guides et de piqueurs. Au bout de
quelques mois ils reviennent triomphants rapportant
des fourrures précieuses, et force jambons d'ours salés
dont on est fort amateur dans ce pays. Je fus plus
d'une fois invité à partager ces plaisirs ; mais mes occupa-
tions et l'incertitude du temps que j'avais à passer dans
cette colonie, ne me permettaient pas d'accepter les offres
obligeantes qui me furent faites. Je m'excusais souvent à
regret, j'en conviens.

Riches planteurs et n'ayant à s'occuper que de leurs
amusements, ils ont aussi en ville des magasins, des
maisons. C'est là qu'ils rassemblent leurs amis dans des
fêtes où tous les plaisirs se donnent rendez-vous. Le jeu
est une de leurs passions dominantes, ils y exposent des
sommes considérables. Leur fortune est souvent engagée
dans ces parties effrayantes. Parfois leur vie même sert

d'enjeu. L'un d'eux, j'en fus témoin, jouant avec un capitaine de corsaire français, après avoir perdu de très-fortes sommes, proposa de jouer sa vie. Le capitaine aussi obstiné que lui accepta cette folle partie. Ils jouaient devant une nombreuse galerie. Le malheureux colon ayant encore perdu, fit un soupir et se mit sans mot dire à la discrétion de son adversaire. Sans l'intervention des témoins de cette scène de fous il serait arrivé quelque malheur. Cependant le capitaine en homme généreux voulut lui rendre la totalité de la somme perdue, puis enfin la moitié; mais le perdant se retira sans vouloir rien accepter, et, comme l'offre lui paraissait humiliante, si on n'y avait mis bon ordre, il aurait provoqué en duel son heureux et loyal adversaire.

Ces hommes, assez mauvaises têtes, sans être précisément querelleurs, sont extrêmement pointilleux sur l'honneur. Ils ont souvent entre eux des duels au fusil où presque toujours l'un des deux reste, quelquefois même les deux tombent; car ils tirent ensemble à cinquante pas. Et pourtant avec un caractère si singulier et même si bizarre, ces hommes sont bons, compatissants, généreux, obligeants. Jamais, près d'eux, une demande de service n'éprouve de refus.

Leur manière de vivre en général se ressent de cette

liberté sauvage dont le germe est dans leur sang. Riches propriétaires, ils pourraient contracter de brillantes alliances avec les familles les plus distinguées du pays ou des contrées de l'union américaine dont ils sont voisins et avec lesquelles ils sont en continuelles relations ; mais ils préfèrent le célibat colonial. Ils disent qne le mariage n'est bon que pour les nègres. Ce second esclavage, selon eux, est un lien qui les retient à la case. Pour eux, ils aiment mieux choisir parmi leurs esclaves ou acheter quelques jeunes et belles mulâtresses de cette septième génération où elles sont aussi blanches que des Anglaises. Ils peuvent mieux les façonner à leurs habitudes. Ils leur font donner de l'instruction et quelqu'usage du monde. Dans cet état de dépendance et de démi-éducation, ils les trouvent des femmes charmantes. Ils les parent des plus belles étoffes de l'Inde ; les plus riches soieries de Lyon leur sont prodiguées, et toujours les jambes nues elles chaussent dans la maison des souliers de satin blanc venant d'Europe.

Chargées de l'ordonnance du ménage, elles ont sous leurs ordres tous les esclaves domestiques, et, par parenthèse, en vraies parvenues, elles les maltraitent souvent. Nonchalamment assises ou couchées sur un sopha dans leurs salons, elles font venir du fond de la cour ou des cuisines une pauvre négresse pour ramasser le mouchoir qu'elles viennent de laisser tomber à leurs pieds. Dans les fêtes, dans les soirées qu'il plait à leur maître de donner, ce sont elles qui font les honneurs et elles s'en acquittent, il faut l'avouer, avec une grâce inimitable.

Après le repas, à la fraicheur du soir, à l'ombre des jasmins, des mangués, des figuiers aux larges feuilles, couronnées de fleurs, elles se mettent à danser et exécutent des quadrilles d'Europe, ou bien quelques danses lascives du pays où la décence n'est pas toujours strictement observée. Elles sont folles de ce plaisir. Elles s'en donnent à loisir et déploient dans ce délicieux exercice, tant d'agilité et de précision que nos artistes en chorégraphie pourraient y venir prendre des leçons de grâce et de désinvolture.

Cette vie tout orientale m'aurait fort bien convenu, je l'avoue. Mais ces jeunes femmes quoique plus blanches, plus semillantes peut-être, n'étaient pas comparables à Mirza toujours présente à ma pensée au milieu des distractions dont j'étais entouré. J'aspirais même à quitter ce délicieux pays pour la revoir.

Un incident heureux vint m'apprendre que mes vœux ne tarderaient pas à être exaucés : nos deux captures avaient été déclarées de bonne prise par le conseil de l'amirauté et allaient être mises en vente. Cette affaire intéressante pour nous, une fois terminée , nous pouvions reprendre notre croisière, ou regagner la France, mais toujours après avoir touché à Saint-Domingue. Pour effectuer ces ventes, il fallait encore un assez long temps. N'ayant rien à faire en ville, car bien que quelques cas isolés de fièvre jaune commençassent à se déclarer, je n'avais parmi nos gens aucune affection qui pût me retenir. Je profitai donc du temps qui me restait pour aller passer quelques heures agréables avec mes amis les canadiens des hautes terres, chez lesquels j'étais toujours sûr d'être bien reçu. J'y arrivai donc un beau matin sans m'y faire annoncer. Je les trouvai à table se restaurant d'un copieux déjeûner auquel je fus à l'instant invité : ils me dirent de suite qu'ils étaient en train de se bien lester parce qu'après ils partaient pour une partie de chasse au-delà du fleuve où ils resteraient trois à quatre jours au plus. Que leur felouque les attendait toute chargée de provisions et d'ustensiles nécessaires à de pareilles entreprises ; qu'ils allaient se promener dans la savane pour y chasser la grosse bête, et qu'il fallait absolument que j'y allasse avec eux ; qu'enfin ils ne m'invitaient plus, qu'ils me forçaient de les y accompagner sans quoi ils se brouillaient avec moi. Trois à quatre jours d'absence, c'était bien long, cependant après avoir écrit un mot à mon capitaine pour l'avertir du motif qui allait me retenir, je me remis à table et je fis comme eux, c'est-à-dire que je me lestai pour me mettre en état de soutenir un tel voyage. Après ce repas nous nous dirigeâmes gaiement vers une crique qui servait d'embarcadère à l'habitation du sieur Walpool l'un de mes aimables amphytrions : ils me promettaient d'ailleurs tant de belles choses à me faire voir, qu'ils étaient bien certains que je ne regretterais pas de les avoir écouté. Me voilà donc sautant d'un pas léger dans cette petite embarcation que six nègres manœuvraient à ravir ; on l'avait chargé de tout le confortable nécessaire pour une telle excursion , des vivres, du rhum, des armes, des chiens de chasse, et d'une tente fort bien équipée pour nous préserver pendant les nuits de toutes les intempéries. Enfin nous étions au mieux. Nous voilà en route. Nous remontâmes d'abord dans les contre-courants pendant une heure environ, puis gagnant le large avec un vent de terre nous coupâmes facilement le courant rapide du fleuve qui a une bonne lieue de large, en nous laissant dériver sous le vent. Pendant cette courte navigation, nous rencontrâmes des troncs d'arbres abattus que le fleuve dans sa marche rapide avait déracinés de ses bords. Le même phénomène détache souvent des portions de terre assez considérables qui, minées, soulevées par la force des eaux se séparent du continent tout ameublées de leurs habitants végétaux et animaux, et voguant ainsi jusqu'à ce qu'elles rencontrent quelqu'obstacle qui puisse les arrêter.

C'est ce que l'on appelait des îles flottantes. Nous étions à peine aux deux tiers de notre traversée que, nous en vîmes une qui s'avançait majestueusement vers nous. Elle marchait assez lentement pour que nous puissions en approcher. La végétation en était admirable, entre autres des arbres magnifiques fort serrés les uns contre les autres ; on y voyait aussi des animaux de diverses espèces : quelques chèvres sauvages, des écureuils, des tortues, des espèces de crabes, et un caïman fort gros qui semblait nous regarder ; puis une grande quantité d'oiseaux perchés sur les arbres, mais qu'on ne pouvait distinguer. Ces pauvres bêtes ne semblaient guère se douter du voyage dangereux qu'elles faisaient ; car, si rien n'apportait obstacle à leur navigation, elles allaient tout droit dans le golfe du Mexique et de là.... on ne sait où !! Nos matelots nègres nous firent cotoyer cette île ambulante pour nous donner le plaisir de l'examiner de près ; on me demanda si je voulais y débarquer, que deux nègres m'y accompagneraient, que cela se faisait quelquefois. Je ne sais si c'était par plaisanterie qu'on me faisait cette proposition, mais je refusai formellement. Je me suis vu dans le cours de ma vie entouré de certains dangers, je ne m'en suis guère effrayé, mais je ne me suis jamais exposé volontairement et de gaîté de cœur à un péril imminent et quoi qu'en ce moment cette île ne marchât pas très vite, puisque notre embarcation la gagnait facilement, il n'y eut que

les hôtes qui l'habitaient, que je n'étais nullement tenté
d'aller faire connaissance avec eux. Nous la laissâmes
donc filer devant nous ; elle nous parut avoir au moins
deux à trois arpents de longueur. Qu'on juge de ce qu'elle
pouvait contenir d'habitants de la nature de ceux que nous
y avions aperçus.

Nous continuâmes notre traversée et nous allâmes débarquer sur la rive gauche du Mississipi. La première
chose que nous aperçûmes sur une colline peu élevée, fut
une immense forêt de cyprès , mêlés de divers autres
arbres d'une hauteur prodigieuse ; car dans ce pays vierge,
la nature est gigantesque dans toutes ses productions. On
donnait à ce bois quarante à cinquante lieues de profondeur. En dessous et dans les intervalles de ces essences
immenses, car il y avait des troncs d'arbres qui avaient
de 6 à 8 pieds de diamètre et même davantage, poussaient
des plantes parasites grimpantes, sarmenteuses, puis une
herbe blanchâtre qui descendait des branches inférieures
et pendaient comme une chevelure ; on l'appelait la barbe
espagnole. Au-dessus on remarquait les toiles d'une arai-
gnée aussi grosse qu'une souris ordinaire, dont les pattes
grosses comme des plumes à écrire et l'abdomen sont
couverts de poils d'un brun roux. On disait que leurs' pi-
qûres étaient fort dangereuses, souvent même mortelles,
tant elles faisaient gonfler la partie sur laquelle elles

tombaient. L'épaisseur de cette forêt, dont toutes les branches s'entrelaçaient les unes dans les autres, était telle que l'on ne pouvait y pénétrer à plus d'une centaine de pas ; tant l'obscurité et la difficulté d'y marcher est grande. Puis sur la lisière, le sol sec, poudreux ou garni d'herbes touffues donnait asile à des myriades d'animaux et d'insectes plus ou moins dangereux : tels que des scorpions fort gros, des chiques, des scolopendres et autres insectes malfaisants ; puis des serpents de toute espèce, des écureuils ailés, des chauves-souris grosses comme des chats, des singes de diverses grosseurs, même des jaguars, etc., (*) étaient les hôtes aimables de ces curieuses solitudes où peu d'hommes, si ce ne sont les sauvages dont il restait encore quelques tribus dans les environs, et mes braves amis dont les goûts innés se sentent encore de leur origine, peu d'Européens ne s'y étaient hasardés. Nous nous éloignâmes à quelque distance pour aller trouver notre tente que nos nègres avaient plantée dans un endroit convenable et près de laquelle ils avaient allumé un grand feu pour nous garantir de la fraîcheur de la nuit, des moustiques, insectes ennuyeux quand on veut dormir et

(*) Je me suis attaché à parler et à dépeindre le mieux qu'il me fut possible, tout ce qu'à la hâte on me fit remarquer ce jour là. J'ai vu avec mes grosses lumières. On sait que ce n'était pas comme savant, ni comme naturaliste que je voyageais à cette époque.

surtout pour éloigner les bêtes fauves, les serpents, etc.,
qui nous auraient sans doute procuré un mauvais réveil.
Nous nous mîmes donc à souper gaîment avant de nous
endormir, ce dont je n'avais guère envie, car bien que
je n'eusse pas précisément peur, je n'étais pas très-ras-
suré. C'était la première nuit de ma vie que je passais de
cette manière et, il faut l'avouer, les dangers que j'avais
couru à la mer , la guerre, la tempête, les brumes et la
bourrasque des Açores, tout cela me semblait des gentillesses à côté de ce qui pouvait nous arriver pendant la
nuit que j'allais passer dans ce charmant désert dont la
population ne me charmait pas du tout. Il est vrai que
l'on s'habitue à tout, car les ancêtres de mes compagnons
de voyage étaient ce que l'on appelle des coureurs de bois
devenus, tout européens qu'ils étaient, moitié sauvages,
moitié français ; et leurs fils faisaient encore par plaisir ce
que leurs pères faisaient par nécessité. Il fallait, d'après
ce que l'on m'a dit des Canadiens de cette époque, que ce
fussent des hommes d'une trempe toute particulière,
doués surtout d'une force physique et morale que l'on ne
peut acquérir que dans ces pays sauvages où tout n'était
alors pour ces gens là que dangers, fatigues et misères.

Le lendemain à la pointe du jour après avoir plus ou
moins bien dormi sur des nattes, ayant le sol pour matelas,

on se mit à regarder le soleil naissant et chercher d'où
venait le vent. L'un de nos hôtes prit la parole et dit :
« Aujourd'hui il nous faut longer le bois et aller gagner
la savane qu'il nous montrait du doigt. C'était une espèce
de prairie où poussait une herbe onduleuse d'un vert gri-
sâtre, longue de quatre pieds au moins, sans chemin
visible et dont l'immensité était incommensurable; car où
la vue pouvait porter elle se liait comme une mer avec le
ciel. Nous allâmes donc nous enfoncer dans cette savane.
Je me demandais par où nous allions y entrer. N'importe,
je les suivis, armé comme eux jusqu'aux dents, d'un fusil
à deux coups, d'un long couteau de chasse, d'une gibecière
bien garnie de munitions, le chapeau de paille sur l'o-
reille et bien pourvu de résolution. Nous voilà en route.
Après avoir suivi assez longtemps la lisière du bois où
nous voyons des myriades d'oiseaux dont la plupart m'é-
taient inconnus, si ce n'est le colibri, la petite tourterelle
grise, grosse comme une alouette et le vautour des forêts.
Tant de belles choses me faisaient regretter mon peu de
connaissance en ornithologie, si d'autres animaux de la
famille des mammifères n'étaient venus exciter ma curiosité. C'étaient des rats fort gros d'une couleur brune
émaillée de taches blanches qui sortaient des grandes
herbes, ainsi que des loutres jaunes aux poils frisés qui
rampaient dans de petits chemins, espèces de labyrinthes
que l'on dirait tracés par les sauvages errants des tribus

qui avoisinent cette vaste plaine. Quand nous eûmes fait deux lieues environ, car il y avait deux heures que nous étions en route, nous trouvâmes çà et là des espèces de fondrières, des marécages dans lesquels il y avait un troupeau de buffles, espèce de petits bœufs sauvages à pelage noir, aux cornes longues et presque droites; ils se dérangèrent peu en nous voyant, on les disait presque inoffensifs; ils se prélassaient dans la boue dont ils étaient tout couverts. Dans une mare assez grande et dont l'eau était pourtant assez limpide il y avait un nombre infini de jeunes caïmans; il paraît que c'était là que la ponte se faisait et que leurs grands parents venaient les visiter. Nous n'eûmes heureusement pas l'avantage de les rencontrer; mais un peu plus loin nous vîmes sortir des herbes une petite tête luisante, grise, tachetée de petites bandes noires, ayant de petits yeux noirs et brillants, un regard incertain. Un de nos nègres qui l'avait vu le premier nous arrêta en disant : « *C'est Serpent,* » et nous fit signe de rester immobiles, de ne pas passer outre pour fixer son attention. Le nègre s'avança en s'enfonçant un peu dans les herbes; quand il en fut assez près il se lança sur lui et d'un coup de son manchette, espèce de petit sabre-couperet fort lourd et très-court dont on s'arme dans l'Amérique du sud, il le coupa en deux à six pouces environ de la tête; les deux tronçons remuèrent fort longtemps.

C'était un serpent à sonnettes, car sa queue pendant ces convulsions faisait un bruit de crécelle sourd et fort singulier : il pouvait avoir de cinq à six pieds de long. Le nègre ainsi que ces messieurs l'avaient bien reconnu d'avance, mais ils n'en avaient pas parlé peut-être pour ne pas m'effrayer. Tout ce que je puis dire, c'est qu'ils avaient à peu près deviné la sensation que cela m'aurait fait, sans cependant que je la manifeste. Enfin ne pouvant plus passer outre, tant la marche dans ces marais était impraticable, nous changeâmes de chemin et nous portant plus au midi, nous traversâmes une espèce de clairière, c'est-à-dire un terrain sec dénudé d'herbes auquel aboutissaient encore d'autres chemins ; à cet endroit mes compagnons reconnurent une route qui conduisait droit à la lisière de la forêt d'où nous étions partis et nous nous dirigeâmes de ce côté. Il y avait trois heures au moins que nous marchions, la faim commençait à se faire sentir ; nous ne pouvions guère nous arrêter dans cette savane et nous mettre à installer notre déjeûner. Nous bûmes une goutte de rhum et nous prîmes le parti de continuer notre marche vers le bois près duquel notre tente était établie ; quitte à reprendre notre course après le déjeûner. Nous étions encore dans la savane, lorsque nous entendîmes les pas précipités d'un quadrupède qui semblaient, à mon oreille, être le galop d'un cheval. Nos créoles habitués à distinguer ces sortes de bruits, s'arrêtèrent et armèrent

leurs fusils; j'en fis autant et me mis en ligne avec eux.
Au même instant nous vîmes les hautes herbes s'élevant
et s'abaissant alternativement, tracer une espèce de sillon
en zigzag, un corps noir paraître et disparaître comme par
bonds en s'approchant de nous; bientôt nous nous trouvâmes en face d'un bison qui s'arrêta comme indécis
lorsqu'il nous aperçût. Il est bien clair que lorsqu'il fut à
notre portée nous lui lachâmes nos cinq coups de fusil. Il
se leva presque debout sur ses pieds de derrière et retomba
de suite pour disparaître dans les herbes, au point que si
nous avions tardé à courir sus, nous aurions perdu de vue la
place qu'il occupait; nous y allâmes donc vite et directement et nous le trouvâmes couché sur le côté, se débattant,
ayant une balle dans un œil d'où le sang coulait abondam-
ment, c'était probablement celle-là qui l'avait blessé à
mort; une autre lui avait cassé une jambe de devant, une
troisième avait pénétré dans la poitrine; cependant il
vivait encore. On l'acheva en lui plongeant un couteau de
chasse aigu dans la gorge. Cet animal était aussi grand
qu'un bœuf de haute et forte taille, ses membres étaient
courts, sa tête petite et bombée, couverte d'un poil roux
brun fauve, fort doux et fort long qui allait en forme de
crinière jusque sous sa ganache; ses cornes étaient petites,
courbées en arrière et placées latéralement. Nous remar-
quâmes que cet animal avait une espèce de morceau de
bois enfoncé dans le flanc droit; on inféra qu'il avait été

chassé par les sauvages qui l'avaient blessé d'un coup de lance, laquelle s'était rompue. Effectivement, au bout d'un moment nous vîmes six à huit de ces mêmes sauvages accourir les armes à la main et tout haletants. Ils nous dirent qu'ils l'avaient blessé la veille, qu'il s'était enfui et qu'ils avaient couru plus de vingt lieues pour le rejoindre. Comme mes compagnons parlaient leur langue, nous eûmes toute l'explication de cette aventure. Ils se mirent en devoir de le dépouiller, ce qu'ils firent fort adroite-ment ; nous en prîmes les morceaux les plus succulents dont, à notre déjeûner, nous fîmes d'excellents biftecks cuits à la manière des sauvages, et nous leur laissâmes le reste. Après les remerciements et les salutations d'usage nous nous quittâmes fort amis.

Cette expédition terminée nous gagnâmes la lisière du bois et notre campement. Il était six heures du soir ; la fatigue, après un repas champètre mais bien fourni, nous invita au sommeil dont nous ne sortîmes que le lendemain à six heures du matin. Après avoir pris un déjeûner assez solide encore, nous nous apprêtions à faire une bonne et dernière excursion dans ces parages, pour couronner notre partie, car nous pensions retourner le lendemain à la ville. L'un des créoles étant sorti de la tente pour con-sulter le temps, revint en disant qu'il se préparait au sud un orage dont le caractère pourrait bien abréger notre

9

promenade. Effectivement on ne voyait pas le soleil, l'atmosphère était lourde, des bouffées d'une chaleur insolite rendaient l'air étouffant; le ciel d'un rouge sombre paraissait en feu; notre peau était picotée comme si on nous eut frotté avec une brosse électrique. Ces messieurs qui savaient d'expérience ce que cet état des choses nous préparait, dirent qu'il fallait attendre, ne pas nous éloigner trop. Ils firent consolider et couvrir de larges feuilles notre habitation. Nos nègres se firent une cabane à leur manière et nous attendîmes les événements. Bientôt le jour s'obscurcit, un nuage noir venant de l'ouest sembla couvrir la vaste plaine que nous avions devant nous et nous entourer de ténèbres. Tout-à-coup un bruit étrange se fit entendre dans la forêt dont les arbres les plus élevés pliaient jusqu'au sol ou se rompaient avec un fracas épouvantable, ce bruit était accompagné des cris de terreur des animaux hôtes de ces retraites. Bientôt le sombre nuage qui obstruait le jour fut sillonné de mille éclairs partant de tous côtés, illuminant le fond noir du ciel d'une lumière vacillante, continue, semblable à la lueur d'un vaste incendie. Pendant ce temps un tonnerre roulant comme mille décharges de canons tombait sur les plus hauts arbres de cette forêt au bord de laquelle nous étions blottis ; bientôt la pluie, non par gouttelettes, mais comme une nappe d'une seule pièce vint nous inonder. Nous n'étions qu'à quatre pas de notre tente afin d'observer les effets de ce grand météore et nous ne pûmes la gagner sans être littéralement trempés jusqu'à la peau. Aussitôt arrivés sous notre frêle abri, nous fûmes obligés de nous cramponner, de nous pendre aux piquets qui la soutenaient afin de les empêcher de se déraciner, de se rompre et de voir notre chétive bicoque s'envoler avec nous au gré de la bourrasque. Nous passâmes dans cette anxiété près d'une heure, après laquelle le temps s'éclaircit. Le ciel reparut plus beau et plus serein qu'il ne l'avait été depuis plusieurs jours; tout était rentré dans le calme le plus parfait, et nous aussi par parenthèse. Cependant, comme la terre était couverte d'eau qui s'écoulait par torrents en déclinant vers la savane, nous prîmes le parti de relever les toiles de notre tente, de les tordre et de chercher à regagner notre embarcation, qui heureusement bien ancrée n'avait pas beaucoup bougé de la place où nous l'avions laissée avec un nègre de garde, qui avait eu soin de la préserver de toute mésaventure. Pour gagner le rivage nous marchions sous la lisière du bois où la terre était encore assez sèche : l'épaisseur de la feuillée n'avait pas laissé pénétrer trop d'eau, si ce n'est quelques gouttelettes qui avaient coulées le long des troncs d'arbres. Çà et là, nous observions des clairières comme des trous de puits où le feu pétillait encore, mais que les pluies torrentielles avaient en partie éteint : c'étaient les endroits sur lesquels la foudre avait éclaté. Sans la quantité d'eau que cet orage avait versée, il est à croire qu'une partie de la forêt aurait été consumée, comme cela arrivait souvent dans ce pays. J'avais vu des orages, mais jamais de semblables; et l'on me dit que ce n'était qu'un échantillon de ceux que l'on voyait quelquefois; que souvent ils sont plus longs et plus formidables.

Nous arrivons enfin bien crottés sur la plage où nous nous jettâmes dans notre embarcation; le fleuve commençait à grossir de tout l'écoulement des eaux qui lui arrivaient, et son courant en devenait plus rapide. Il n'y avait pas le plus petit vent et il nous fallut le traverser presque tout à la rame. Cependant nous nous relayons avec nos négres pour en partager la fatigue; après deux heures d'une navigation des plus pénibles, nous arrivâmes à l'habitation du sieur Valpool. Il était temps, car bien que pendant cette triste traversée nous eussions bu, entre onze que nous étions en y comprenant nos nègres, cinq bouteilles dë rhum pour nous donner des bras, nous étions tous au bout de nos forces. Une fois arrivés, nous allâmes nous changer et nous sécher de l'eau et de la sueur dont nous étions trempés. Une table bien servie et bien éclairée nous fit, en parlant du plaisir que nous avions eu dans cette excursion, oublier la peine et les fatigues que nous avions éprouvées. Après ce charmant repas servi par de fort jolies mulâtresses, on se mit à chanter des chansons plus ou moins échevelées, car j'avoue que mes chers amphitryons étaient de ces bons vivants peu scrupuleux sur l'étiquette et les convenances de la bonne compagnie ; mais ils remplacent cela par une franchise et une cordialité à toute épreuve. Le lendemain je pris congé d'eux ; ils me firent reconduire dans un canot par deux nègres qui me ramenèrent au port de la ville. En les quittant, ces messieurs m'avaient fait promettre de revenir, me faisant espérer de me procurer l'occasion d'une nouvelle partie non semblable, mais encore plus aventureuse. Je les remerciai et leur promis tout ce qu'ils voulurent, mais je gardai mes réflexions pour moi.

Arrivé à la Nouvelle-Orléans je me rendis à la pension où je trouvai tout mon monde ; on me dit que pendant ma courte absence il nous était tombé plusieurs malades de l'épidémie qui commençait à se manifester, et que déjà il y en avait trois de morts. A notre table même il y avait des manquants, probablement atteints aussi par le fléau. Effectivement, ce même soir, notre lieutenant, le sieur Villerac, arriva à la pension un moment après moi ; il me parut assez mal disposé, il avait à peine commencé le repas qu'il se sentit un grand mal de tête ; c'était un symptôme précurseur de l'affection. Il voulut nous quitter, je le reconduisis chez lui où il fut à l'instant pris d'engourdissement, de coliques et de vomissements bilieux, enfin il eut un accès assez violent de cette affreuse maladie. Je ne le quittai pas de la nuit et j'eus la satisfaction de le voir en peu de jours entrer en convalescence. Le bas de la ville et les abords du fleuve étaient le foyer d'infection. Quand la maladie se déclarait, les riches habitants quittaient leurs maisons et se retiraient dans les parties les plus élevées des terres, où s'embarquaient pour les états de l'Union. Ces sortes d'émigrations non-seulement attristaient beaucoup le pays, mais pouvaient faire grand tort à nos ventes et rendre difficile la réalisation de nos capitaux ; mais elles ne duraient que le temps même de l'épidémie. Par une heureuse exception, cette année fut des moins désastreuses. Après quelques victimes immolées à la fièvre siamoise, le fléau s'arrêta, et vers le milieu du mois de novembre nous vîmes revenir nos déserteurs. La gaieté et les plaisirs marchaient à leur suite. Notre vente se fit assez avantageusement. Nos deux navires vides de leur cargaison, furent adjugés, le premier, l'*Aigle*, à un anglo-américain de Philadelphie pour une somme de douze mille piastres, et la jolie goëlette indienne, toute neuve, pour à peu près la même somme à un riche habitant du pays.

Les marchandises des Indes furent aussi vendues fort cher. Les madras, comme c'est une vente toujours assurée furent, comme on dit, pillés. J'en achetai pour mon compte

six paquets. (*) J'avais des cadeaux à faire en France et
surtout à Saint-Domingue. Les perles et les pierres précieuses ne furent pas mises en vente, le capitaine espérait
en tirer meilleur parti en France ; elles étaient du reste en
petite quantité. La boîte qui les contenait et qui était portée
sur le registre de connaissement avait été ouverte. Nous
pensâmes que les aimables passagères anglaises et espagnoles, pendant la petite affaire que nous eûmes avec la
goëlette, avaient eu la présence d'esprit de faire un choix
parmi ces bijoux, pour les soustraire à la rapacité des affreux
corsaires ; persuadées sans doute que quand elles seraient
nos prisonnières, nous serions trop polis et trop galants pour
pousser nos investigations envers elles au-delà des bornes de
la convenance. Leur perspicacité si elles l'ont poussée
jusque-là nous fait honneur, et, comme on l'a vu ne fut pas
en défaut.

Le capitaine réserva aussi pour être transportée en France
la caisse de poudre d'or, caisse qui me faisait bien mal au
cœur et que je ne regardais qu'en soupirant. Elle ressemblait tant à l'autre. C'était une valeur de quatre-vingt à
cent mille francs. Cet or, au lieu d'entrer dans les coffres
de la compagnie des Indes, alla tomber dans ceux de nos
armateurs. Qu'il eût été mieux dans nos malles au lieu et

(*) Les paquets sont de sept mouchoirs assortis de diverses
couleurs et de diverses qualités, quelques-uns valent trente et
quarante francs, d'autres n'en valent pas cinq.

place de nos maudites lunettes ! Au total nos prises se montaient à près de onze cent mille francs ! Mais partagée entre le gouvernement, nos armateurs et nous, cette somme, les frais de deux années de campagne et de nos avaries défalqués, ne nous laissait pas de très fortes parts à chacun. Dans ce dur métier de corsaire on est quelquefois moins heureux, mais aussi on peut l'être davantage.

Vers la fin de janvier 1802, nos affaires étaient réglées, à quelques obligations à courte échéance près, tout était encaissé. Je profitai du temps qui me restait pour m'occuper un peu de moi-même en vue de mon voyage prochain. Je fis diverses emplettes. J'échangeai même quelques-unes de mes lunettes d'approche contre des objets à ma convenance, et vraiment au laisser aller que je mettais dans mes transactions, on aurait pu penser que je les avais volées. J'en donnai une à un français que j'avais beaucoup connu à Paris et que le hasard m'avait fait rencontrer à la Nouvelle-Orléans. Il était fils d'un marchand de draps de la rue Saint-Denis. Il se nommait Baudoin. Après avoir promené son corps en mangeant sa légitime, il avait avec quelques débris sauvés du naufrage, acheté une pacotille de brimborions d'Europe, qu'il avait d'abord apportés à Saint-Domingue ; mais n'y trouvant point le débit de sa marchandise, il avait poussé jusqu'à la Nouvelle-Orléans où il fût plus heureux. Il y forma même un établissement à la

suite d'un second voyage en France. Au moment où je
le rencontrai, il était sur le point de se marier avec une
demoiselle espagnole, fille d'un commandant de cette ville,
qui, après l'évacuation était restée dans le pays où il avait
acquis des propriétés. Plus tard, Baudoin, soit comme
courtier, soit pour son propre compte, fut un de nos plus
zélés enchérisseurs. Il était sur le chemin du bonheur et
de la fortune. Il me fit cadeau de son côté d'un magnifique
éventail à branches d'écaille, tout brodé de paillettes dorées,
objet très recherché aux colonies à cette époque et qui provenait de ses pacotilles. Par un hasard heureux je trouvai
chez lui un autre objet que je cherchais depuis longtemps.
C'était une parure complète en corail d'un rouge éclatant,
composée d'un collier à double rang de perles taillées à fa-
cettes, d'une paire de bracelets et de pendants d'oreilles
assortis. Le lecteur devine à qui je destinais ce petit
présent tant désiré... Je donnai une de mes plus belles
lunettes pour ces bijoux et nous fûmes l'un et l'autre
contents de notre marché.

Je m'en retournais gaiement avec mes emplettes, lorsque je rencontrai le capitaine Vigier qui m'affirma de la
manière la plus positive que la paix était conclue entre la
France et l'Angleterre. Il m'apprit aussi qu'une expédition
formidable venait d'être envoyée à Saint-Domingue, sous la
conduite du général Leclerc. « Raison de plus me dit-il,

avec un fin sourire, pour toucher a Saint-Domingue en
retournant en France. Cette nouvelle me fit tressaillir de
joie. J'étais bien heureux. J'allais donc revoir mes bons
amis que j'avais laissés dans cete ile, la famille Vanhaërs
et surtout ma bonne petite Mirza que j'avais vue si désolée
à mon départ! Que mon retour allait causer de bonheur à
cette pauvre enfant ! Après Saint-Domingue, la France,
ma bonne mère, mes amis et Paris où je mettrais en
exécution les mille projets qui me roulaient dans l'esprit.

Le soir même après le dîner, le capitaine nous retint
pour s'entretenir avec ses officiers des dernières mesures à
prendre avant d'appareiller. On convint de ne conserver
que les matelots français et de congédier les marins noirs
et étrangers à moins que quelques uns ne préférassent être
reconduits à Saint-Domingue où nous les avions engagés.
Deux seulement prirent ce dernier parti : L'un était Figaro,
ce mulâtre qui avait si savamment rempli les fonctions
de chef de timonerie, pendant notre croisière dans le
golfe du Mexique.

Le jour de notre départ fut fixé au 27 février 1802. J'eus
encore le temps de faire quelques provisions de voyage et
de prendre congé des connaissances et des amis que j'avais
faits pendant les onze mois de séjour dans cette capoue
américaine, où tous les plaisirs semblaient avoir fixé leur
séjour.

CHAPITRE VI.

Nous quittons la Nouvelle-Orléans après onze mois de séjour.
Nous reprenons la mer, et nous nous dirigeons sur Saint-Domingue.

Nous apprenons en route près de la Hâvane par un navire
espagnol qui en sortait, les nouvelles les plus sinistres sur
l'état de cette malheureuse colonie où la guerre la plus dé-
sastreuse vient de se déclarer entre les noirs et l'armée française, que même la ville du Cap vient d'être incendiée pour
la seconde fois. Cette nouvelle nous met tous dans la
consternation, et moi surtout dont les intérêts les plus chers
sont dans cette ville infortunée.

Le capitaine décide que nous irions débarquer aux Cayes, au
sud de l'île (ce qui ne me contente guère), et que delà on
verrait ce que l'on aurait à faire.

Nous allons donc nous placer dans le vaste port de cette ville,
où le théâtre de la guerre ne s'était pas encore porté.

Un capitaine américain que mon capitaine questionne à ce
sujet, confirme devant moi tous les désastres arrivés dans
cet incendie dont il avait été témoin. Alors je ne puis ré-
sister au besoin que j'éprouve d'aller m'assurer par moi-
même de tous les faits que l'on nous raconte, et je m'em-
barque sur un navire suédois qui partait pour le Cap avec
un chargement de blés pour l'armée française.

Au jour indiqué je retrouvai à bord tous mes bons camarades, rendus comme moi à eux-mêmes et à l'amitié. Par un temps heureux, grâce au vent favorable et au courant, nous sortîmes promptement du grand fleuve ; une fois dans le golfe, nous cinglâmes à toutes voiles pour Saint-Domingue. Pendant que notre baliveau filait ses douze nœuds à l'heure, me dorlotant dans ma cabine, je n'avais qu'une pensée, ma bonne Mirza. Resterai-je, suivant le conseil de M. Vanhaërs quand le pays sera pacifié, (ce dont je ne doutais pas puisque les Français y étaient). Ou bien retournerai-je en France ? Que dira ma mère ? Que penseront de moi mes amis. Je vais passer à leurs yeux pour un singulier original avec une petite famille de négrillons. N'importe, l'amour, la raison, l'honneur m'indiquent ce que je dois faire. Je l'épouserai. Je me berçais de ces pensées quand j'entendis le capitaine dire comme par inspiration : « Toute réflexion faite, nous débarquerons aux « Cayes, au sud de l'île, dans la mer des Antilles, dont le « port est vaste et bon. Là nous saurons si nous devons « arrêter au port au Prince ; l'état de la colonie nous dé-« cidera. »

Ce n'était pas mon compte à moi. C'était au Cap que j'avais à faire, mais qu'importe, une fois arrivé à un port quelconque, la première embarcation m'y conduirait.

Il y avait dix jours que nous étions dans le golfe du

Mexique. Nous allions atteindre le cap Saint-Antoine et longer l'île de Cuba, lorsque, nous vîmes arriver dans nos eaux un navire espagnol qui sortait de Santiago. Nous le hélâmes pour lui demander des nouvelles de Saint-Domingue. Il s'approcha de nous et nous dit qu'en apprenant l'arrivée de l'expédition française, Toussaint avait donné l'ordre de mettre le feu partout où l'armée chercherait à pénétrer. Que le Cap avait été incendié encore une fois par les noirs de Christophe, au moment de l'arrivée des Français. Qu'on ne cessait de se battre et qu'enfin ces derniers n'étaient pas toujours vainqueurs. Ces nouvelles me faisaient frémir. La joie et le bonheur que je me promettais firent place à mes sinistres craintes. Je me figurais ce bon Vanhaërs ruiné, exposé avec toute sa famille aux plus épouvantables dangers.

Mes compagnons n'étaient pas pas plus gais que moi. On gardait le silence comme si l'on eût craint de donner de la réalité aux appréhensions en les communiquant. Il n'y avait pas jusqu'au mulâtre Figaro qui ne parût sous l'empire des plus fâcheuses impressions. Sa figure ordinairement si franche et si ouverte avait pris un air sombre et morne. Il grinçait les dents au point de se mettre la bouche tout en sang. Je ne sais quel sentiment l'agitait, mais tout en lui trahissait une profonde anxiété.

Trois jours après nous arrivâmes en vue des Cayes. Nous n'eûmes pas besoin de prendre de pilote ; Figaro nous fit entrer dans la passe. Il connaissait tous les passages de l'île et paraissait avoir plus d'instruction que nous ne l'avions d'abord supposé.

Nous allâmes nous ranger dans ce vaste port et jeter nos ancres au milieu des nombreux navires qui s'y trouvaient arrêtés. A l'entrée de la rade deux navires de guerre, l'un français, l'autre espagnol croisaient en courant des bordées et semblaient placés en surveillance. Nous allâmes en ville mais sans y prendre de logement. Tout y était tranquille, mais cette tranquillité morne qui naît de la présence d'un danger et de l'incertitude de l'avenir. Tous, blancs et gens de couleur, avaient l'air consterné. On se parlait à peine. On semblait s'attendre à quelque grand événement. De temps en temps on entendait le canon résonner dans les mornes ; on ne savait rien de ce qui se passait dans l'intérieur de l'île, si ce n'est qu'on se battait partout du côté du nord.

J'étais bien désireux de savoir ce qui s'était passé au Cap, seul lieu qui m'intéressât. Je m'adressais à tout le monde, mais personne ne paraissait assez bien informé pour satisfaire ma curiosité.

Cependant un capitaine anglo-américain dont le navire était près du nôtre, était mieux instruit. Vigier avait lié conversation avec lui et lui faisait raconter ce qu'il savait. J'écoutais de toutes mes oreilles.

Il nous dit qu'au moment où la flotte de l'amiral Villaret-Joyeuse arriva en vue du Cap, son navire était dans la rade. Il fut obligé de se retirer au-delà de la baie de l'Acul, près de l'anse à Chouchou, pour éviter de se trouver entre le feu des batteries des forts Picolet, Bilair et celui de l'escadre. Les Français avaient manqué leur première tentative sur le Cap même et avaient été obligés de débarquer à la pointe de Limbé, ce qui avait causé un retard pendant lequel le général noir Christophe avait exécuté l'ordre fatal que lui avait donné le général en chef Toussaint : d'incendier le Cap, de massacrer tous les blancs et gens de couleur libres et de remonter vers le haut Cap, où il devait en faire autant, avant de se retirer par le morne aux Anglais, pour y refouler la division française qui s'était portée de ce côté afin de lui couper la retraite. Au moment où Christophe exécutait ces actes de la plus sauvage barbarie, il avait été surpris par les Français conduits par le général Hardy ; alors il se fit un carnage épouvantable. On se battit corps à corps à la lueur de l'incendie. Les cadavres de ces misérables restèrent mêlés à ceux des blancs qu'ils venaient d'égorger. Quand le jour

vint, les troupes françaises fatiguées de tuer et exaspérées
de tant d'atrocités ramassèrent encore quatre à cinq cents
noirs, les conduisirent au bourg de la petite anse près du
Cap, et là, on les canonna à mitraille jusqu'à ce qu'il n'en
restât plus un debout, et qu'on n'aperçut plus le moindre
mouvement parmi cette masse de cadavres couchés dans
une mare de sang. On tira pendant plus de trois heures.

On se rappelle que c'est au haut Cap, théâtre de tant
d'horreurs, qu'habitait M. Vanhaërs.

Pendant ce récit qui avait tous les caractères d'une
affreuse réalité, j'étais immobile, pâle et muet comme un
condamné qui écoute sa sentence. Mon cœur se serrait de
plus en plus, je respirais à peine. Vigier qui remarqua
dans quel état je me trouvais, remercia le capitaine
américain et le salua. Il me prit par le bras, me ramena à
bord où je fus obligé de me coucher. Quelle nuit affreuse
j'ai passée dans la plus cruelle insomnie !

Le lendemain matin je déclarai au capitaine que quoiqu'il arrivât, je voulais aller au Cap, pour m'assurer par
moi-même de ce qu'étaient devenus mes pauvres amis.
Par bonté, par amitié, il me conseilla de ne pas faire cette
démarche ; mais je serais tombé malade si je n'avais pu

exécuter ma résolution. Aussitôt je me mis en quête dans toute la rade d'un navire en partance pour cette côte. Je trouvai un vaisseau suédois chargé de blé qui n'attendait qu'un vent favorable pour porter sa cargaison à la flotte qui était devant le Cap. J'en cherchai alors le capitaine dans la ville et lui demandai le passage qu'il m'accorda. J'acceptai, à tout hasard, quelques commissions dont me chargea notre capitaine, et qu'il aurait faites lui-même en tout autre état de choses. Après quelques jours d'attente qui parurent bien longs à mon impatience, je m'embarquai.

Nous avions près de cent lieues à faire pour nous rendre au Cap. Il fallait un vent favorable pour arriver en quarante ou soixante heures ; il était surtout nécessaire, après avoir doublé le Cap Tiburon, d'éviter de dériver du côté de l'île de la Gonave où nous aurions pu rencontrer des espèces de bateaux corsaires montés par des nègres insurgés qui ne se seraient fait nul scrupule de s'emparer du blé destiné aux Français.

CHAPITRE VII.

Nous arrivons à neuf heures du matin sur le port du cap où je quitte le navire.

Là, je vois que le rapport que le capitaine américain nous avait fait, n'était qu'un abrégé de tout ce qui se déroulait devant mes yeux. De cette ville jadis si brillante il ne restait plus 50 maisons entières. Je me hâtai d'en traverser les décombres pour arriver au faubourg du haut Cap. C'était là que m'attendait le malheur que je redoutais. Là plus rien que des monts de cendres, de charbons et de décombres qui couvraient la place que je cherchais. Un vieux nègre errant me reconnut; je le questionnai et il m'apprit la fin malheureuse de cette excellente famille et la mort cruelle de l'infortunée que je venais y chercher. Ma tête se perdit, et j'allais me diriger vers le lieu où, trois mois auparavant, elle avait été sacrifiée, lorsque je fus arrêté par un officier de marine que je reconnus, non sans peine, pour être ce Félix Amable, mon ancien ami que j'avais revu à mon passage à Rouen. Je lui racontai ma douleur, il m'emmena à son bord pour me distraire, et, peu de jours après, il me reconduisit sur son navire aux Cayes où j'avais laissé le mien.

Je lui fis faire connaissance avec mon capitaine, et, depuis ce moment, ce bon jeune homme ne cessa de chercher à nous rendre service auprès de son amiral, c'est à lui que nous dûmes d'avoir été chargés de ramener à Bordeaux un détachement d'officiers de toutes armes, malades ou blessés que l'on renvoyait en France.

Nous arrivâmes au Cap sans accident ; après avoir

doublé le Môle-Saint-Nicolas et traversé une ligne de
frégates anglaises. Je ne fus pas plutôt à terre en face de
cette ville infortunée que je reconnus la triste réalité du
récit que nous avait fait le capitaine américain. Le
port n'était plus qu'un mont de cendres et de décombres.
Chaque rue était une double rangée des tristes restes de
l'incendie. La place offrait le tableau de la plus complète
dévastation. Plus une maison debout ; mais une enceinte
de ruines portant les traces du passage des flammes ; un
immense monceau circulaire de débris informes de
meubles et de marchandises à demi consumées par le feu.
De cette ville si grande, si belle, si florissante, il n'était
pas resté cinquante maisons intactes ; et ces maisons, en
s'élevant çà et là au milieu de la destruction générale,
ne paraissaient avoir échappé au désastre que pour
mieux rappeler aux yeux, ce qu'elle était naguère.
Ce qui restait d'habitations était occupé par les états-
majors et les administrations de l'armée française.
Les malheureux habitants qui revenaient chaque jour se
logeaient dans des baraques improvisées à côté des décombres de leurs anciennes demeures. Les auberges, les
cantines, se tenaient sous la tente. C'était un camp sur
des ruines et des cendres.

Il était neuf heures du matin quand je quittai le navire.

Malgré les tristes pressentiments qui m'accablaient à la vue du spectacle navrant qu'offrait la ville, il me tardait de monter au bourg du haut Cap. Quelle fut ma douleur et mon effroi en y entrant ! Partout des monts de décombres, des monceaux de bois réduits en charbon. Les arbres mêmes des jardins étaient brûlés jusqu'à la racine. Quelques-uns restés debout sans feuilles, sans branches, sans écorce, s'élevaient à demi consumés, comme pour rappeler à l'œil attristé la place des lieux dont ils avaient fait l'ornement. Dans la ville on voyait encore un reste de mouvement et de vie ; ici régnait une morne immobilité et le silence de la mort ! Des noirs maigres, demi-nus erraient çà et là, cherchant sous les monceaux de décombres quelques haillons pour se couvrir, quelques restes d'aliment ensevelis sous la cendre, ou essayant de se faire un abri avec tous les objets que le feu n'avait pas totalement consumés. J'arrivai suivi de quelques-uns de ces malheureux qui me demandaient l'aumône, à l'endroit où, en rappelant tous mes souvenirs et en mesurant la distance, je présumais qu'avait été l'habitation de M. Vanhaërs. Tout était littéralement rasé et détruit. La grille en palissade qui en fermait l'entrée avait complètement disparu. La cour, les écuries, les hangars, le quartier des nègres, la sucrerie, la maison d'habitation, tout cela ne faisait plus qu'un vaste chantier de démolition, où rien n'était reconnaissable. Cette belle plantation que j'avais quittée

si animée était un désert. Je m'arrêtai là, immobile, consterné, sans pouvoir ni avancer davantage, ni me retirer ;
repassant dans mon esprit tout ce qui m'était arrivé dans
cette malheureuse maison où naguère la prospérité et le
bonheur semblaient devoir régner à jamais; songeant à
chaque membre de cette famille infortunée, à ce bon
M. Vanhaërs, à sa cordiale hospitalité, à Poly si doux, à
Merey si bonne, et surtout à ma pauvre petite Mirza si
aimable; aux instants délicieux que j'avais passés près
d'elle, dans ces lieux alors si riants et aujourd'hui si dé-
vastés; au désespoir que mon départ avait dû jeter dans
son cœur, à la joie, au bonheur inexprimable que mon
retour lui aurait fait éprouver.

L'émotion causée par tant de malheurs m'accablait. Mes
forces cédaient à la violence de ma douleur; mon cœur
était gros de larmes et pourtant je ne pouvais pleurer.
Ma poitrine était oppressée par des sanglots qui ne trouvaient point d'issue et me suffoquaient. Ma tête brûlait. Je
me demandais si tout cela n'était pas un horrible cauche-
mar et je passais, à chaque instant, la main sur mon front
pour rappeler mes idées prêtes à m'échapper.

J'étais dans ce triste état quand un vieux nègre que je
n'avais pas aperçu s'approcha de moi. Il était nu, n'ayant

sur lui que les débris d'un caleçon dont il ne restait que la ceinture. Il me dit en se mettant à genoux : « *Mouché* « *blanc, vous pas connaî moi, moi connais vous bien, moi* « *Tobi, cabouétier M. Vanhaërs, moi servi vous beaucoup* « *vous bon maîte pou moi. C'est moi qui conduis Merey* « *et Miza à port du cap quand vous partir.* »

J'étais si troublé que ma mémoire ne me fournissait aucun secours pour reconnaître ce malheureux dans l'état de maigreur et de délabrement où je le voyais. « Tu as connu « M. Vanhaërs, lui dis-je précipitammeut, eh bien ! où « est-il? où sont ses enfants, Merey, Mirza? » — *Ah !* *mouché blanc, malheur !.. grand malheur !.. Tous mours !..* — Morts ! m'écriai-je ! Et me sentant défaillir, j'allai me laisser tomber sur un mont de décombres. Le nègre m'y suivit. Mes larmes partirent en abondance. Chaque fois qu'elles commençaient à tarir, un nouveau souvenir en venait rouvrir la source. J'ignore combien de temps elles coulèrent. Après leur avoir laissé un libre cours, je me sentis plus en état d'écouter ce qu'il avait encore à me dire. Je lui tendis la main qu'il baisa en la mouillant de ses larmes, car le malheureux pleurait avec moi. Après un moment de silence, il me dit : « *Quand Français blancs* « *débarquaient ici, méchants noirs mettaient feu partout;* « *Toussaint avait dit : méchants noirs veni ici la nuit et* « *mette feu à l'habitation mouché Vanhaërs. Li maître armé*

« de hache et de fusil à li, voulait défendre avec Poly,
« mais li blessé et Poly tombé et li mouré. — Morts tous
« deux !! Mais Mirza lui dis-je ? — Ah ! bonne Mirza,
« couré vite pour empêcher noirs de tuer maître, mais
« noirs donné coups et moi pu voyai elle. — Et Merey ?
« qu'est-elle devenue ? — Merey sauvé. — Et, où est-elle
« allée ? — Ah ! mouché blanc, moi pas savé. — Mais toi
« où étais-tu, dans ce moment-là ? — Moi étais avec mé-
« chants noirs, li pas connai moi, moi voulai sauvé maître,
« mais pas pouvai. — Pauvre homme ! — Soldats blancs
« veni tout de suite, mais trop tard, moi allé chercher eux,
« ils voulait tuer moi, eux pas comprendre moi. — Après ?
« Quand soldats blancs venir y tuaient tous méchants noirs
« ici, dans la rue, partout. Y fait beaucoup prisonniers et
« emmenaient à petite anse, et avec canon y tuaient tout,
« tout, tout !

« A-t-on retrouvé le corps de Poly, de Mirza ? — Non,
« non, moi trouvé deux jours après maître, mais moi pas
« visé ni Poly, ni Mirza. Moi croyais que soldats blancs
« emmener avec méchants noirs à petit anse, et Français
« canonné elle et Poly avec méchants noirs. »

Je n'en demandai pas davantage à ce pauvre nègre que
je voyais trop malheureux pour m'en imposer ; d'ailleurs

je ne pouvais plus supporter les lugubres détails de cette triste narration. (*) Je me levai non sans peine ; je voulus encore faire le tour de ces ruines, comme si j'espérais y voir passer l'ombre de ceux que j'avais tant aimés. Je donnai à ce pauvre nègre tout ce que j'avais d'argent blanc sur moi, une dizaine de gourdes (cinquante francs environ) et après avoir promené un regard humide sur cette vaste plantation, comme pour retrouver la direction des promenades que j'y faisais si souvent avec Mirza, je dis à ces lieux, témoins de mon bonheur, un tendre adieu et je m'éloignai.

Avant de quitter le noir qui me conduisait, je lui demandai encore s'il se doutait où pouvait être allée Merey. Il me « répondit : *Moi pas savé, moi croyai sauvé à Hâvane avec* « *colons blancs.* — Mais crois-tu bien que Poly et Mirza « soient morts ? — *Oh ! oui, me dit-il, à petit Anse avec* « *canon.*» Ces derniers mots exprimaient bien la conviction de ce malheureux nègre, qui avait été presque témoin oculaire de ce qu'il racontait, et dont le récit confirmait d'ailleurs celui du capitaine américain. C'en était assez, le

---

(*) J'ai toujours pensé que, pendant cet affreux carnage, la similitude de couleur avait été cause de cette erreur fatale, il faisait nuit encore quand on les emmena. Dans la chaleur du combat, les réclamations n'ont pas été comprises, écoutées, peut-être même pas entendues au milieu du bruit qui devait se faire dans cet horrible moment.

doute n'était plus possible. Je me retirai en déplorant le malheureux sort de tant d'innocentes victimes; en maudissant ce fléau de la guerre qui laissait alors après lui tous les fléaux, en rendant l'homme plus féroce que les animaux les plus sauvages, en faisant de la terre un théâtre de destruction et en remplissant l'histoire d'atrocités et d'horreurs qui sont la honte de l'humanité sans en devenir la leçon.

Le nègre me suivit jusqu'à l'entrée du Cap et là il me quitta en me demandant ma bénédiction.

Je descendis la grande rue, toujours plongé dans mes douloureuses réflexions, heurtant du pied comme un homme ivre, les débris qui jonchaient le chemin. Je passai devant l'hôpital, il était détruit, devant mon ancienne demeure, elle était fermée, le toit avait été brûlé. Arrivé au port sans savoir où j'allais ni ce que je faisais, je conçus l'envie de retourner sur mes pas, et d'aller visiter la petite anse, pour y chercher la place où ma pauvre Mirza était tombée sous la mitraille des canons Français. Il me semblait que je la retrouverais au milieu de cette scène de carnage, que je la reconnaîtrais, que je verrais du moins quelque reste d'elle, et que cette vue quoique déchirante serait pour moi une sorte de consolation. J'arrivai à l'entrée du petit bourg ; le courage me manqua.

Attéré, je retournai sur mes pas. Pauvre enfant, pensais-je, mourir à 16 ans, victime innocente de la méchanceté des hommes ! Que tu as dû souffrir dans ce moment suprème, de te voir confondue avec des brigands, des incendiaires, les assassins de ton père ! Ta dernière pensée peut-être fut pour moi ! Ah ! je n'en doute pas, tu es au ciel. Tes souffrances, tes malheurs t'ont mérité une place parmi les élus. Dieu qui est juste et bon ne te l'aura pas refusée.

Je marchais ainsi absorbé dans ma douleur, la tête baissée, me laissant coudoyer par les passants, quand je me sentis frapper sur l'épaule. Je me retournai comme un homme qui se réveille au milieu d'un songe pénible, et je vis un jeune officier de marine qui me regardait en face et me dit : « Mais si je ne me trompe c'est M. C***.— Oui, « répondis-je, sans savoir à qui je parlais, c'est moi. » Il me serra la main que je lui présentais machinalement. « Est-ce que vous ne me reconnaissez pas, me dit-il ? Je « suis Félix Amable, votre ancien ami de Paris ; nous « nous sommes rencontrés à Rouen, il y a deux ans. » Je le reconnus bien sans doute, mais dans l'état où était mon esprit, je ne trouvai pas de paroles pour lui répondre et exprimer le plaisir que j'avais de le revoir. Cependant je finis par me remettre un peu et lui demandai pardon de la distraction dans laquelle il me trouvait ; lui disant que je venais d'éprouver un de ces chocs de l'âme qui absorbent toutes les facultés et que je promis de lui expliquer plus tard.

Nous remontâmes ensemble le port. Je lui dis chemin faisant que mon navire, revenant de la Nouvelle-Orléans, était en ce moment en relâche aux Cayes, et que je me proposais d'aller le rejoindre aussitôt que j'en trouverais l'occasion. « Si vous pouviez attendre quelques jours, me « dit-il, je ferais votre affaire, je dois y aller prochaine- « ment. Ce sera me rendre un bien grand service, répon- « dis-je. — Quand je serai pour partir, je vous le ferai « dire ; où logez-vous ?—Ma foi, je n'en sais rien, je suis « arrivé ce matin.—Où dinez-vous ?—Je n'en sais rien non « plus, je n'ai rien pris depuis hier et je n'ai pas faim. — « Je dine à mon bord aujourd'hui, voulez-vous venir avec « moi, nous causerons là plus à notre aise. » J'acceptai. Tout en causant, nous approchions d'un canot dont les matelots nous firent les honneurs en tenant la rame en l'air; nous sautâmes dans cette embarcation, et dix minutes après, nous étions à bord d'un brick-aviso dont mon ami était le commandant. Après m'avoir fait prendre un verre de madère et croquer un morceau de biscuit, il me demanda la cause du chagrin qui paraissait tant m'affecter. Je lui racontai en abrégé mon premier séjour au Cap, notre croi- sière dans le golfe du Mexique, notre séjour de onze mois

à la Nouvelle-Orléans, notre retour aux Cayes et le cruel
voyage au terme duquel j'avais eu le bonheur de le
rencontrer comme autrefois à Rouen, après une aventure
assez critique, mais mille fois moins douloureuse; de sorte
que cette coïncidence me faisait penser qu'il était pour
moi comme un de ces anges consolateurs que la providence envoie aux affligés pour faire diversion à leurs maux.
Il sourit, me plaignit, tout en traitant, par forme de consolation, mon chagrin d'enfantillage. Les heureux et les indifférents parlent bien à leur aise du sentiment qu'ils
n'éprouvent pas !

On servit le dîner et nous nous mîmes à table avec son
second. Notre conversation changeant d'objet devant ce témoin, Félix me dit de ne pas prendre la peine de chercher
un logement et un restaurant dans une ville en ruines,
qu'il n'y avait plus que de mauvaises cantines à matelots
et que pour y vivre de fayaux, de gourganes et de viandes
salées, mieux valait rester à son bord. J'acceptai cette offre
obligeante avec empressement. Le soir j'allai dans la cabine
qu'il m'avait fait préparer, non dormir, mais me reposer
et donner audience à mes tristes pensées. A la pointe du
jour je montai sur le pont pour m'y promener. Félix vint
à moi. Nous nous assîmes sur le gaillard d'arrière. Il m'offrit un cigare et me raconta ce qu'il avait fait depuis notre

dernière entrevue au port de Rouen. Je commandais alors,
« vous vous le rappelez, me dit-il, un cutter de l'Etat qui
« venait charger des agrès pour une escadre qu'on prépa-
« rait alors à Cherbourg et dont on ne connaissait pas la
« destination, c'était celle-ci. J'étais alors enseigne de
« deuxième classe. Après un autre voyage à Brest, je reçus
« une commission qui me nommait de première, et au
« moment du départ de la flotte, je fus nommé lieutenant
« second et commandant de l'aviso sur lequel nous som-
« mes maintenant. — Il parait, lui dis-je, que chez vous
« l'avancement marche rapidement. — Oui, me dit-il avec
« un air de satisfaction, je n'ai encore que vingt-six ans
« et si le diable ne se mêle pas de mes affaires, j'espère
« mieux encore. Car je vous dirai en confidence que j'ai
« le bonheur d'être fort bien avec l'amiral Villaret-Joyeuse
« qui parait me porter beaucoup d'intérêt. Je dine même
« encore aujourd'hui avec lui. Ainsi je vais vous laisser en
« compagnie de mon second qui est un jeune homme de
« beaucoup de moyens et qui, j'en suis sûr, vous plaira. »
Après le déjeûner Félix ayant revêtu son grand uniforme
se fit conduire cérémonieusement à bord du vaisseau amiral, qui était en mer au milieu de l'escadre, à une lieue
environ au-dessus de la rade.

Pendant ce temps, pour m'acquitter des commissions

dont m'avait chargé mon capitaine, je me décidai à aller encore une fois, mais pour la dernière, parcourir cette ville de malheur. J'y cherchai, mais en vain, les maisons inscrites sur les adresses, elles avaient disparu. Je m'en retournai sur l'aviso pour n'en plus sortir qu'a mon arrivée aux Cayes.

L'heure du diner sonna. Le second m'en fit les honneurs. Félix ne m'avait pas trompé sur le compte de son lieutenant. Après quelques instants passés en conversation, en causeries aussi aimables qu'instructives, nous nous séparâmes, j'avais besoin de repos. C'était la quatrième nuit que je passais sans fermer l'œil.

Le lendemain nous vimes arriver Félix. Il monta à bord, la joie peinte sur sa jolie figure. En passant il me serra la main, alla mettre son costume de bord et revint sur le pont. Là me prenant le bras, il me dit gaiement : « Mon « cher, demain je vous enlève et après-demain soir, au plus « tard, je vous dépose dans votre sabot. J'ai sur moi des « dépêches à porter au commandant de la station qui croise « entre Torbeck et les Cayes. Depuis que nous sommes « ici j'ai déjà fait ce voyage plusieurs fois, cela dépend « du mouvement des troupes de terre à l'intérieur. »

Enfin le lendemain, le léger brick-aviso se mit en route. Chaque fois que nous approchions de la terre nous entendions le canon au loin. Nous doublâmes le cap Tiburon, et, quatre heures après, nous étions devant Torbeck. Félix devait retourner, une fois sa mission remplie. Avant de me quitter il me demanda quel était le navire que je montais, quelle était sa marche, son importance, sa destination et surtout quel en était le capitaine. Nous nous embrassâmes ; il partit.

A sa prière le commandant avait mis à ma disposition un canot qui me conduisit en peu de temps au port des Cayes à bord de mon *Baliveau*. Là je retrouvai mes camarades, riant, chantant, buvant surtout. Ils se mirent à rire en me voyant. Ils trouvaient que j'avais l'air de relever de la fièvre jaune, tant j'étais maigre et pâle. Le capitaine plus sérieux, plus réservé me demanda comment j'avais trouvé les choses dans ce pays, et s'informa surtout de ce qu'était devenue la famille Vanhaërs qu'il connaissait puisque je le lui avais présenté. Je lui fis un tableau succinct de l'état où j'avais vu le malheureux Cap et son faubourg. Les détails que je lui donnai sur cette horrible catastrophe l'affectèrent beaucoup et quand je lui décrivis le sort de la petite Mirza, il parut partager mon émotion. En ce moment

Isambert avec une emphase comique dit en me regardant :
« *Oh ! lou pastor fido !* » Un autre imbécile qui était
dans un coin et que je ne voyais pas répondit : *Des mo-
ricauts*. Un éclat de rire général s'empara de tous ces fous ;
je finis par rire moi-même de cette sotte apostrophe, rire
forcé et que je me reprochai aussitôt. Je me serais fâché
que cela n'aurait rien changé à ma peine. Je rendis au
capitaine ses lettres telles qu'il me les avait données, puisque les maisons où je devais les remettre n'existaient plus.

Huit jours après nous vîmes pointer et se diriger vers
notre navire une belle embarcation à voiles, montée par
des marins de l'Etat, pavillon flottant. C'était mon ami
Félix qui venait nous demander à déjeûner. Vous jugez
qu'il fut bien reçu non seulement par moi, mais aussi par
notre capitaine qui lui fit rendre les honneurs dus à son
rang. On improvisa un repas de cérémonie pendant lequel tout le monde fut gai, je crois même que je le fus aussi
malgré ma profonde mélancolie.

Après le déjeûner, Félix demanda un entretien particulier à notre capitaine. Nous sortîmes tous ; mais on me fit
rappeler un instant après. Voici ce dont il s'agissait : « Vous
« allez retourner en France, dit-il, puisque la paix est faite.

11

« Votre navire est en bon état d'après ce que m'a dit l'ami
« C***. Je viens vous proposer au nom de l'amiral, de vou-
« loir bien vous charger de reconduire en France, aux frais
« du gouvernement bien entendu, des officiers de terre
« blessés ou malades. » Le capitaine accepta cette mission :
les conditions écrites et réglées, Félix se tournant vers moi
me dit : « Quant à vous, mon cher C***, j'ai parlé de vous
« à l'amiral, il m'a chargé de vous offrir de passer dans
« l'armée navale, au grade de chirurgien de seconde
« classe (aide-major) qui est votre titre actuel. Vous seriez
« sur la voie d'un prompt avancement, car il est probable
« que pendant cette campagne vous seriez à mon bord.
« et.. »

Je fus très flatté de cette proposition et je remerciai
Félix de l'honneur que je devais à son amitié ; mais toute
réflexion faite je refusai le poste qu'il m'offrait en lui
témoignant ma gratitude et mes regrets. D'abord je ne
voulais pas quitter mes compagnons et j'étais bien aise de
retourner en France, pour y toucher moi-même ma part de
prise ; de revoir Paris où je n'avais plus qu'une année d'é-
tudes à suivre pour m'y faire recevoir docteur en médecine. Enfin je n'étais pas tenté d'engager ma liberté. En
nous quittant Félix me renouvela ses instances. Le capitaine et moi nous lui adressâmes de nouveaux remerci-

ments, et bientôt nous vîmes sa jolie embarcation prendre gracieusement le large.

Quelques jours après nous reçûmes par un canot de la station, une lettre qui nous ordonnait d'appareiller et de nous rendre à la pointe nord de l'île, au fort du môle St-Nicolas, pour y prendre les passagers qui nous étaient destinés et de nous rendre sans délai au port de Bordeaux. Notre joie fut au comble à tous, la mienne surtout. J'avais besoin de quitter cette terre de malédiction, où j'avais perdu si cruellement tout ce qui m'attachait au pays.

CHAPITRE VIII.

Après des arrangements pris entre le capitaine et l'ami Félix,
   qui traita au nom de l'amiral, pour le transport des officiers
   que nous devions reconduire en France.
Nous levons l'ancre et nous allons doubler le cap Tiburon pour
   nous rendre au fort du môle Saint-Nicolas.
Le lendemain de notre arrivée, le capitaine va porter son ordre
   au commandant du fort, et nous allons ensemble visiter nos
   nouveaux hôtes.
Nous les logeons dans des appartements improvisés mais dont
   ils paraissent contents.
Nous nous mettons enfin en route pour la France.
Je jette en partant un dernier regard sur cette terre naguère
   si heureuse pour moi, et où je laisse un tombeau !!!
J'aperçois en route notre grand pilote Figaro auquel notre capitaine avait à sa demande, accordé le passage en France, il
   me raconte l'histoire intéressante de ce malheureux jeune
   homme et me dit son véritable nom.
Chemin faisant, nous touchons à l'île de Madère et nous débarquons à Funchal pour prendre des rafraîchissements et le lendemain nous reprenons la mer, nous doublons le cap Finistère, entrons dans le golfe de Gascogne, et la joie de nos marins Gascons nous annonce la tour de Cordouan — Nous
   entrons en Gironde et après avoir passé devant Blaye et
   atteint le bec d'Ambez et avec la marée montante, nous arrivâmes dans le port de Bordeaux, au milieu du Chartron.

Bientôt on leva l'ancre, on largua les voiles et nous

voilà en route pour doubler le Cap Tiburon ; le lendemain au soir, toujours piloté par notre Figaro, nous jetions une ancre dans la jolie petite baie du môle au sud du fort Saint-Nicolas.

Le jour d'après, notre capitaine porta son ordre au commandant du fort. Il m'échappa un profond soupir, et j'éprouvai une sorte de frémissement involontaire en remettant le pied sur cette terre où j'avais goûté tant de bonheur, suivi de tant de regrets. Nous allâmes, le capitaine et moi accompagnés de M. le commandant visiter nos nouveaux hôtes.

C'étaient des officiers de tous grades, de divers corps, au nombre de vingt-deux, à peine convalescents de fièvres et de diverses blessures graves qui les mettaient hors de service. Il y avait plusieurs amputés, d'autres avaient une santé si délabrée que l'on ne pouvait apprécier l'époque de leur rétablissement, et le climat meurtrier des Antilles les aurait infailliblement consumés. Pour loger convenablement tout ce monde, on improvisa des cabines dans l'entrepont. On rangea dans la cale tout notre appareil de guerre ; sur notre pont on dressa, au moyen de vieilles voiles, une sorte de tente qui devait servir de salle à manger et de salon pendant la traversée. Tous ces apprêts,

et l'embarquement des caisses et des malles de nos passagers, dont deux avaient leurs dames, leurs domestiques
noirs, leurs singes et leurs perroquets, nous demandèrent
quatre jours. Dans l'intervalle arriva encore mon ami
Félix avec son aviso qui faisait sa course aux dépêches
pour la station de Torbeck. Il s'arrêta pendant quelques
heures dans la baie du môle, visita les arrangements que
nous avions pris pour caser notre monde, nous en fit
compliment, promit d'en rendre compte à l'amiral en lui
annonçant notre départ, but quelques verres de grog,
nous serra la main et nous quitta en nous souhaitant
bonne route.

Le lendemain à la pointe du jour, au moment où on
démarrait, je jetai un dernier regard vers cette côte au
bout de laquelle était le riant berceau et le triste tombeau
de Mirza. Mes yeux s'emplirent de larmes, et j'enfermai
au fond de mon cœur cette chère image, entourée de mes
souvenirs et de mes regrets, comme pour donner un dernier asile à son ombre errante et désolée. Un coup de
canon me tira de ma rêverie; un second le suivit. Nous
étions partis, on saluait en passant le pavillon du fort. Il
nous rendit notre politesse. Toujours conduits par Figaro,
nous sortions de la passe et nous traversions les rudes
courants qui bordent les Antilles; passant au nord de

l'île de la *Tortue*, ancien repaire de ces fameux flibustiers qui avaient donné tant de fil à retordre aux espagnols alors conquérants de Saint-Domingue, et qui avaient été le premier noyau français de cette colonie. Nous gagnâmes enfin le large à pleines voiles, ayant à notre babord l'escadre anglaise, semblant encore bloquer l'escadre française qui se trouvait à notre tribord. Un vent nord-nord-est soufflait trois quarts largue dans nos voiles ; notre navire ressemblait, dans sa marche, à ces chevaux de poste qui vont plus vite au retour, parce que, dit-on, ils sentent l'avoine et l'écurie.

Chaque matin j'allais visiter nos hôtes écloppés, panser leurs plaies mal cicatrisées, donner des conseils d'hygiène, du quinquina aux fébricitants, et présenter mes civilités respectueuses à nos deux dames passagères qui, par parenthèse, n'étaient pas des types de beauté ni de bon ton, mais qui du reste paraissaient de bonnes femmes.

Pour prendre quelque répit, j'allais ensuite jaser avec notre bon enfant de capitaine, qui me disait quelquefois en riant et dans son langage gascon : « Pardiou ! qui « aurait pensé que moi vieux capitaine de corsaire, j'au- « rais un jour été directeur de l'Hôtel des Invalides. C'est « farce çà.... »

Dans la conversation, je lui demandai un jour comment il se faisait que notre grand pilote mulâtre Figaro venait en France avec nous. « Oh ! me répondit-il, c'est une « drôle d'affaire, allez, j'ai oublié de vous en parler. « Lorsqu'il nous eût fait entrer dans la baie du môle St- « Nicolas, il vint me trouver et demanda à me parler en « particulier, disant qu'il avait quelque chose de très- « important pour lui à me communiquer. Je le mis aus- « sitôt à son aise et lui dis que sa bravoure et la conduite « qu'il avait tenue depuis qu'il était avec nous, lui don- « naient des droits à mon estime, et que j'étais prêt à faire « pour lui ce qui serait en mon pouvoir. Il me remercia. « Puis, prenant un langage tout différent de celui dans « lequel il s'était exprimé jusqu'alors, il me dit en très- « bon français et dans les termes les plus choisis : — « Capitaine, je vais peut-être vous étonner, mais je ne « suis nullement l'homme pour lequel j'ai voulu passer « jusqu'à présent. Malgré ma couleur j'appartiens à l'une « des familles les plus honorables de Saint-Domingue. « Mon père mulâtre libre de naissance, était fils naturel et « unique du marquis de Launay, ancien gouverneur de la « Guadeloupe qui, à la prise de cette île par les Anglais « en 1763, était venu s'établir au Port-au-Prince où il « avait de grandes propriétés.

« Mon père, que l'on nommait Dupérier, épousa la

« demoiselle Alix Rigaut, fille d'un riche colon de la
« Croix-des-Bouquets et sœur du général Rigaut. Il vint
« s'établir aux Vérettes, où il possédait bien avant notre
« révolution, une vaste plantation et plus de deux cents
« esclaves. C'est là que je naquis et que je fus élevé. A
« l'âge de quinze ans, je fus envoyé à Paris et placé au
« collège de Liancourt, qui était l'établissement préféré
« par les jeunes créoles de notre colonie. Mon cousin, le
« fils du général, plus jeune que moi de trois ans, ne
« tarda pas à venir me rejoindre. Chaque lettre que nous
« recevions de nos familles nous parlait du malheureux
« état de la colonie, de l'anarchie qui y régnait, des dan-
« gers auxquels étaient exposés les malheureux habitants,
« de la lutte des noirs insurgés contre les blancs et les
« mulâtres, dont l'armée commandée par mon oncle Ri-
« gaut, bien que dix fois moins nombreuse que celle de
« son adversaire Toussaint, lui arrachait souvent la vic-
« toire. Toutes ces nouvelles montaient mon imagination
« et m'enflammaient du désir d'aller partager les périls et
« la gloire des gens de ma couleur. J'avais dix-neuf ans.
« Mes études, surtout en mathématiques, étaient termi-
« nées. Je me sentais propre à quelque chose. Je m'em-
« barquai sur un navire espagnol qui se rendait à Porto-
« Rico. De là je me rendis le 30 septembre 1796 au quar-
« tier-général de mon oncle qui m'attacha à la suite de sa

« personne. Pendant les deux années qui suivirent, je fus
« chargé, comme capitaine d'état-major, de la direction
« de l'artillerie et de la navigation des côtes.

« Le premier consul trompé sans doute sur le caractère
« et les intentions ultérieures de Toussaint Louverture,
« nomma ce dernier gouverneur-général de la colonie.
« Cette nomination que Toussaint fit aussitôt signifier
« triomphalement à son antagoniste par le chef de brigade
« du génie Vincent, qui venait de l'apporter de France,
« indigna mon oncle et l'exaspéra tellement que plutôt de
« devenir le subalterne d'un esclave noir révolté, il voulut
« en finir avec la vie. Ce ne fut qu'à grand peine que je
« parvins à arracher le poignard qu'il tournait contre sa
« poitrine. C'est aux Cayes, où il s'était retiré avec les
« débris de son armée, que ce drame se passa. Le même
« découragement s'empara de sa troupe; elle se débanda
« pour se soustraire à la vengeance de Toussaint qui, pro-
« mulguant une amnistie pour atteindre plus sûrement
« ses victimes, n'en ordonna pas moins des poursuites
« contre tous ceux qu'il voulait sacrifier à ses ressen-
« timents ainsi qu'à son ambition. On ne saurait décrire
« les supplices affreux qu'il leur fit endurer. Plus de dix
« mille créoles de tout âge et de tout sexe périrent dans
« les tourments par les mains de ses bourreaux.

« Le général Rigaut, se voyant totalement abandonné,
« se retira en France avec le chef de brigade Petion, dans
« le vain espoir d'éclairer le gouvernement sur les projets
« ambitieux de celui auquel il accordait sa confiance.
« Moi, je restai exposé à tous les événements qui pou-
« vaient surgir. Proscrit ainsi que tous mes parents, mais
« ne voulant pas les quitter, ni me livrer sans défense, je
« me cachai sous les habits d'un ouvrier de marine, allant
« incognito et la nuit seulement, visiter ma malheureuse
« famille devenue le point de mire du cruel Toussaint.
« J'errais dans ce pays avec un vieux nègre, ancien es-
« clave de notre habitation, et dont la femme avait été
« ma nourrice. Ce brave noir m'aimait comme son enfant.
« Il était maître charpentier. Il m'emmena avec lui travailler
« dans les divers chantiers de construction. C'est ainsi que
« je fus employé à Port-de-Paix à la réparation de votre
« navire et que vous voulûtes bien m'engager comme ma-
« telot. C'était pour moi le seul moyen d'échapper à la
« recherche de mes ennemis.

« Ce n'est pas tout, capitaine, je n'avais pas épuisé la
« source de mes malheurs. Vous avez dû remarquer que
« tout le temps que votre navire resta en rade aux Cayes,
« je ne suis pas descendu une seule fois à terre. Cepen-
« dant, voulant savoir des nouvelles de ma famille, j'en-
« voyais Blondin, le seul matelot noir qui soit revenu

« avec nous prendre des informations aux Vérettes, où il
« ne pouvait pénétrer qu'en traversant les armées. Il ne
« revint qu'au bout de quatre jours. Il m'apprit que
« Toussaint, poursuivant toujours le système de défense
« qu'il avait adopté depuis l'arrivée des Français, venait
« de faire incendier les Vérettes par son féroce lieutenant
« Dessaline et massacrer tous les habitants blancs ou
« créoles libres du bourg ; qu'il n'y restait plus pierre sur
« pierre ; que le neuf mars dernier, la division française
« commandée par le général Hardy, venant du Port-au-
« Prince pour s'opposer à la marche des troupes noires, y
« avait trouvé gisants sur les décombres, les cadavres de
« huit cents individus, de tout sexe, de tout âge et de
« toute couleur. D'après les renseignements que Blondin
« a pu prendre, il est certain que toute la famille Dupé-
« rier et Rigaut, les plus considérables de l'endroit ont
« péri, désignées comme les premières victimes à im-
« moler.

« Après tant de malheurs accumulés sur moi et les
« miens, jugez, capitaine, si je dois fuir un pays où rien
« ne m'attache désormais, où la mort sans défense m'at-
« tend à tous les coins. Je vous demande comme une
« grâce mon passage en France. A Bordeaux j'espère
« rencontrer des amis de mon père. J'irai ensuite à Paris

« retrouver mon oncle, le sort décidera du reste. Mais je
« vous jure que jamais je ne remettrai le pied dans cette
« île de malheur, à moins que je ne trouve l'occasion de
« me venger d'une manière terrible de cette race de caï-
« mans qui m'a fait tant de mal et dont je voudrais tenir
« le dernier pour le déchirer à loisir. »

« Je vous avoue, mon cher, me dit Vigier, qu'en me
« racontant cette lugubre histoire, la figure de ce malheu-
« reux garçon faisait mal à voir et que j'ai été heureux de
« pouvoir lui rendre le service qu'il me demandait. »

Pour moi ce récit m'intéressa d'autant plus que le sort
des familles Dupérier et Rigaut avait la plus grande con-
formité avec les malheurs de la famille Vanhaërs.

Cependant, notre navire continuant sa course rapide,
nous avions dépassé, sans nous en apercevoir, les îles Ca-
naries, et nous tournions nos bossoirs vers l'île de Madère
où notre capitaine voulut arrêter pour faire prendre un
peu l'air à nos malades et nous munir de vivres frais. A
peine avait-il donné cet ordre, que le gabier en vigie cria
de la hune : « *Terre, de l'avant, à babord.* » En effet,
malgré un brouillard qui semblait envelopper une masse

rembrunie, peu d'heures après nous découvrimes une vaste roche noire formant une espèce de croissant renversé, parsemé de taches blanches. A mesure que nous avancions, le brouillard s'éclaircissait et bientôt le soleil brillant dora un magnifique panorama. Ces taches blanches étaient des habitations entourées d'une verdure admirable et dominées par des monuments gothiques surmontés de hauts clochers se dessinant sur ces masses de roches, qui se profilaient elles-mêmes dans un ciel d'azur. Un pilote-cotier vint à nous et nous parla de quarantaine ; mais après la visite d'un médecin commissaire du lazaret, nous fûmes exempts de toute autre formalité. Une ancre fut jetée dans le gravier. Le lieutenant Villerac et moi nous poussâmes une première reconnaissance jusque dans la ville. Il était dix heures du matin. Il y avait peu de monde sur le port. Les femmes habillées de noir et dont le teint trahissait le sang marocain, étaient vraiment moins sémillantes que leurs voisines de cent lieues que j'avais remarquées en passant à Ténériffe. Les hommes d'une stature assez grêle étaient aussi, pour la plupart, vêtus de noir et portaient des manteaux de gros drap brun à l'espagnole. Ils passaient sans regarder personne et comme accoutumés à de semblables visites, des moines, des Franciscains à figures fières allaient et venaient, se croisant avec les gens du port et des pauvres en guenilles comme dans toutes les Espagnes. Le capitaine avait de suite renvoyé le canot prendre les passagers qui voudraient venir à terre. Cinq seulement et une des deux dames profitèrent de la permission. Depuis vingt-huit jours qu'ils n'avaient fait usage de leurs jambes, ils paraissaient avoir désappris à marcher.

Nous les fîmes déjeûner avec nous. Le repas fut presque entièrement composé de fruits du pays, raisins, figues, bananes, ananas, pastèques, meilleurs, j'ose le dire, à Madère, que dans les deux Amériques. Nous allâmes ensuite nous promener par la ville, dont les rues sont sales, étroites, mal bâties, et les ruisseaux bourbeux et croupissants. Nous visitâmes les couvents, principalement celui des franciscains où se trouve le fameux ossuaire, dit *la Chapelle des Crânes;* où, sans doute, le capitaine portugais dont j'ai parlé plus haut, remonta le reliquaire que lui avait confié le supérieur des Jésuites du Paraguay.

Nous n'eûmes pas le temps de parcourir les campagnes qui sont toutes riantes et qui, par un rare privilége, réunissent les plus riches productions de tous les climats; le plaisir joint à la fatigue, invita nos passagers à coucher en ville. Nous soupâmes assez mal et nous dormîmes moins encore et pour cause, dans une mauvaise hôtellerie du port, où certains hôtes parasites nous chatouillaient encore plus que les charençons ou cancrelas de nos cabines. Le lendemain matin le canot nous ramenait à bord de notre navire qui, d'avance, avait levé l'ancre, et vers neuf heures, une brise assez gaillarde nous poussa hors de la passe. En pleine mer, le vent devint nord-est ; il nous aurait envoyés droit sur les côtes de Barbarie, si nous n'avions couru des bordées au large. Là, les mêmes scènes se présentèrent à nous ; les poissons volants, les pétrels, les mouettes, les marsouins semblaient nous avoir attendus pour saluer notre retour. Bientôt nous parvînmes à doubler le cap Finistère et nous voilà dans le golfe de Gascogne. Oh ! alors : *A tous les cœurs bien nés que la patrie il est chère !* Se mirent à crier dans un élan de joie tous les gascons et bordelais que nous avions à bord. Nous n'allions pas tarder en effet à voir apparaître devant nous dans le lointain la fameuse tour de Cordouan. Elle parut enfin, droite comme la colonne Trajane, surmontée d'un réverbère. Plus nous en approchions, plus sa construction hardie nous paraissait admirable. Les abords étaient parfaitement connus de nos marins ; ils seraient arrivés sans pilote, mais l'ordre et la prudence voulaient qu'un lamaneur de Royan vînt se présenter à nous. Il fut d'autant mieux accueilli que c'était un vieux loup de mer qui connaissait tous nos gascons pour avoir autrefois navigué avec leurs pères. Alors les poignées de main, les embrassades et les verres de rhum allèrent leur train. En parlant,

12

en buvant, il s'empara de la barre et nous fit enfiler le chenal. Bientôt nous aperçûmes Royan entouré de ses jolis paysages qui bordent le fleuve. Il fallait voir la figure d'Isambert tournée fixe à tribord vers un point qu'il semblait craindre de perdre de vue. Ses yeux étaient rouges et mouillés de larmes. Comme c'était un mauvais plaisant, s'il en fût et qui, dans ma douleur, m'avait appelé *lou pastor fido des moricauds*, je voulus lui rendre la pareille et lui demandai en riant quel était l'objet qui attachait si fort ses regards humides vers cette terre. Il me répondit : « *Et cent Diou, c'est le clocher de mon village, ne le* « *voyez-vous pas? Nous sommes devant Pouillac. Ma* « *vieille mère il est là, et demain, si Dieu plaît, je vais* « *l'embrasser.* » Cette réponse brisa ma rancune et je me laissai désarmer en faveur de cet amour filial. Car moi aussi je brûlais d'aller embrasser ma mère.

A mesure que nous avancions, se déroulaient devant nous les plus riantes perspectives. C'était çà et là et comme placés exprès pour faire tableau, des campagnes, des verdures, des vignes, des arbres fruitiers, puis des bastides, des métairies, qui ornaient les deux rives que nous cotoyions alternativement. Voici venir Blaye et son pâté où ordinairement, avant d'entrer en rivière, on déposait son artillerie ; puis enfin le bec d'Ambèse qui sépare les deux rivières dont la réunion forme la Gironde. Nous avions la marée montante. En quelques heures nous fûmes à l'entrée des Chartrons où tout changeait encore d'aspect. La vue s'étendait de là sur un port circulaire immense, orné de belles habitations, de magasins, animé par un mouvement continuel de monde, de voitures, de marins, d'ouvriers de port, de traîneaux attelés de bœufs parcourant cette grève, au bas de laquelle de nombreux navires à l'ancre balançaient une forêt de mâts. C'était Bordeaux. Nous avançâmes entre l'Ormont, les Sables et Baccalan. Nous allâmes nous ranger en face de la cale Fainwick, non loin du château Trompette, nous y jetâmes nos ancres, nous étions arrivés.

CHAPITRE IX.

Notre navire une fois arrêté et fixé à la place qui lui était assignée, nous débarquons nos passagers sur le port, d'où chacun d'eux prend son élan pour aller chercher un logement.

Je fis mes adieux à tous mes compagnons de voyage avec promesse de les revoir.

Le capitaine Vigier me donne son adresse et me fait promettre d'aller le visiter, il m'invite à dîner avec sa charmante famille, son épouse me fit l'accueil le plus aimable.

Après m'être logé, je me mets à explorer cette brillante ville où tous les plaisirs semblent s'être assemblés, après quelques temps passés à Bordeaux, je me rends à Paris au sein de ma famille, ma bonne mère, mon père, et tous mes anciens amis trouvent quelque chose de singulier et de bizarre dans mon air, et cependant me font l'accueil le plus aimable, en m'accablant de questions sur ce que j'ai fait, sur ce que j'ai vu. — Mais bientôt l'air de Paris me semble contraire à ma santé et je retourne à Bordeaux où je passe le carnaval, pendant lequel je fais de nouvelles connaissances qui me procurent la facilité de me placer avec avantage sur un corsaire de ce port qui doit prendre la mer aussitôt la reprise des hostilités qui paraissent imminentes, et au commencement du carême on met à la voile pour aller croiser dans les mers de l'Inde, ayant pour refuge les îles de France, Bourbon, et Madagascar.

Le canot fut mis au service de nos braves passagers.

Il fallait voir ces bonnes gens au nombre de vingt-deux, en négligé de bord, encore tout étourdies du bateau, comme on dit, allant clopin clopant, suivies de portefaix chargés de leurs bagages, remontant le port et gagnant la rue du Chapeau-Rouge pour aller chercher des logements. Le plus plaisant était sans contredit le commandant Mailly. C'était un homme sec, d'assez haute taille. Il était vêtu d'une grande redingote grise, par-dessus un vieil uniforme, son chapeau à cornes au-dessus d'un bonnet de soie noir couvrait son chef chenu. Il tenait d'un côté le bras de sa jeune épouse ; de l'autre il portait une espèce de faisceau composé d'un parapluie, d'une ombrelle, d'une canne et d'un sabre d'honneur, le tout entouré d'un ruban jadis blanc. Derrière lui marchait son nègre, jeune garçon de seize ans, qui portait un nécessaire de cuir, un petit manteau à la crispin et sur l'autre bras un singe gros comme un caniche. En le voyant passer avec sa suite on aurait vraiment pris ce brave militaire pour un marchand de vulnéraire suisse.

Pour nous, mes compagnons de bord et moi, il fallait nous séparer. On s'embrassa, on se serra la main, on se promit de se retrouver. Le capitaine me donna son adresse et rendez-vous chez lui. Le jour fixé je trouvai le capitaine Vigier au milieu de sa charmante famille, composée de trois enfants bien élevés. Mme Vigier femme d'une qua-

rantaine d'années, me fit l'accueil le plus aimable, me
remercia des soins que j'avais donnés à la santé de son
mari qu'elle trouvait rajeuni, (il avait naturellement une
santé de fer) et m'invita à dîner pour le lendemain. Je m'y
rendis. Pendant le repas, la conversation roula sur nos
projets d'avenir. La paix était faite sans doute, mais nous
pensions bien qu'elle ne tarderait pas à être rompue. Il
fallait donc nous tenir prêts à prendre des engagements,
le cas échéant.

Je passai quelques jours à Bordeaux pour y prendre un
peu l'air de ce charmant pays où je me serais facilement
acclimaté si j'avais pu y vivre de mes rentes. En visitant
les promenades, les restaurants, les spectacles, je rencontrai plusieurs de mes compagnons de bord flanant comme
moi, entre autres ce Figaro dont j'ai parlé plus haut. Il
m'accosta, sans sa couleur je ne l'aurais pas reconnu. Il
portait un vêtement de deuil d'une coupe, d'une élégance
admirable et dessinant sa belle et noble taille. Il était
accompagné d'un autre homme de couleur, natif de Bordeaux dont le père créole nègre, nommé Fidèle, avait
longtemps tenu un hôtel garni. Ce jeune homme d'un ton
excellent et grand musicien s'était lié avec Dupérier. La
similitude de couleur en avait fait des amis. Nous
dînâmes et passâmes la soirée ensemble. Dupérier me dit

que sous peu il se rendrait à Paris. Nous nous y donnâmes
rendez-vous.

Il me tardait aussi d'arriver à Paris, de revoir ma bonne
mère, mes parents, mes amis. Il y avait près de trois ans
que j'étais absent, que je ne les avais vus, que je n'en
avais même entendu parler, qu'ils n'avaient reçu de mes
nouvelles. Ils devaient me croire mort. Je partis et me
voilà arrivé au sein de ma famille. Oh ! c'est bien le cas
de répéter, mais sans l'estropier comme le font les gascons,
ce vers de Tancrède :

A tous les cœurs bien nés que la patrie est chère !

C'est alors qu'au milieu des larmes de joie, des serre-
ments de mains et des questions auxquelles on ne me
donnait pas le temps de répondre, mon père, ma mère,
ma sœur, mes amis, m'auraient étouffé dans leurs em-
brassements. Je ne leur parus pas embelli, mais on me
trouvait un air un peu plus viril avec ma peau brunie par
le soleil des tropiques. Les questions se renouvelaient et
ne tarissaient pas, sur ma vie de corsaire et mes aventures. Je leur racontai tous les malheurs de l'infortunée
famille Vanhaërs et les chagrins que j'avais éprouvés, que
j'éprouvais encore de la mort cruelle de la pauvre Mirza.

Je leur parlai de ma résolution de l'amener en France et d'unir mon sort au sien, convaincu qu'elle eut trouvé en tous, et surtout en ma mère, affection et bonté. Mais malgré cette bonté je vis bien qu'elle n'aurait pas été charmée d'élever des petits enfants d'une couleur aussi difficile à débarbouiller.

Les jours se passaient en partie de plaisirs, en dîners, chez nos parents, chez nos amis, partout ; car chacune de nos connaissances voulait me revoir ne fût-ce que par curiosité. Mais après les premiers élans et les premières effusions, je sentis que tous ces plaisirs avaient perdu leurs attraits pour moi. Mes goûts étaient changés. Paris n'était plus le même à mes yeux. Mes anciens amis, poètes, peintres, musiciens, tous les jeunes artistes en général que j'avais fréquentés étaient casés. J'en retrouvai bien peu. Il en était de même des étudiants en médecine avec lesquels j'avais été sur les bancs de l'école. Les professeurs seuls restaient ; le bon et savant Chaussier, le docteur Antoine Dubois, Richerant et surtout mon maître et ami Alphonse Leroy, qui avait fait de moi son élève particulier et dont j'ai gardé un souvenir de reconnaissance sans bornes. Tous m'accueillirent avec bonté et voulurent m'avoir à dîner. Ils me conseillaient de continuer mes inscriptions et de prendre le diplôme de docteur. Le conseil était bon ; mais à l'âge que j'avais alors, après avoir tâté des plaisirs

du grand air, il m'eût été bien pénible de m'astreindre à
ne respirer que celui de Paris, devenu si étroit pour moi.
Je remis donc l'honneur du doctorat à un autre temps.
Après un mois et demi passé près de ma famille et de mes
amis, le *spleen* m'aurait gagné, je crois, si je n'avais pris la
résolution de retourner à Bordeaux où du moins je pouvais chaque jour, en sortant de ma chambre, aller voir
une rade et des navires d'une autre dimension que ceux
du port Saint-Nicolas. Le jour de cette seconde séparation
arrivé, on s'embrassa ; il y eut quelques larmes ; je promis de revenir bientôt et surtout de donner de mes nouvelles, fussé-je au bout du monde ; je partis.

De retour à Bordeaux, ma première visite fut pour le
capitaine Vigier. Pendant mon absence il avait reconduit
son navire au port Saint-Malo et réglé ses comptes avec les
armateurs, il me rapporta des nouvelles de mon oncle,
qui lui avait beaucoup parlé de moi. Il me remit le mon-
tant de mes parts de prise qui s'élevait à seize mille francs.
Cette somme me permettait d'attendre les événements.
Plusieurs officiers de corsaire attendaient comme moi ou
plutôt souhaitaient le retour de la guerre. Leurs navires
étaient en rade. Ils brûlaient d'impatience qu'une rupture
leur permit de franchir la passe. Je les voyais au spectacle
et au café. Ils connaissaient toute la brillante jeunesse de

cette époque et me fournirent l'occasion de me lier avec
les jeunes gens les plus distingués dont quelques-uns sont
devenus célèbres à plus d'un titre. Il suffit de nommer entre autres : MM. Martignac, alors jeune avocat débutant,
faisant de jolis vers à chloris, Peyronnet et le fameux Cho-
druc Duclos, si connu depuis par son originalité, ou plutôt
par son dépit cynique et qui était alors un des lions les
plus à la mode ; enfin MM. Gobinaux, Rabaut, Delavigne,
riches négociants ou rentiers, tous hommes aimables et
pleins de cordialité. Je voyais ces messieurs au foyer du
grand théâtre, mais surtout dans un certain cercle littéraire,
chez le libraire Melon. C'est là que je fis connaissance et
que je me liai avec le capitaine Pérou commandant de la
fameuse *Bellone*, homme remarquable par son savoir et
sa bravoure. Il avait déjà obtenu la hache d'honneur et
son nom avait été cité dans le bulletin des hauts faits de
la marine. Il était Bordelais et neveu d'un comédien célèbre du grand théâtre de cette ville. Apprenant le voyage
que je venais de faire et connaissant le désir que j'avais
de m'embarquer si la guerre recommençait, il me mit en
rapport avec M. André Férière, courtier de navire et Denis
Lacombe, l'un des principaux armateurs de la *Bellone*. Je
pris pour dix mille francs des actions sur ce navire, où je
devais être attaché, ayant droit au dividende au prorata de
ma mise de fonds et à mes parts des prises selon le grade
que je devais occuper à bord. Me voilà donc par mon

engagement associé par une sorte de confraternité à tous les plaisirs des officiers de ce navire comme j'allais l'être à leurs travaux. Nous passâmes ensemble le carnaval toujours brillant dans ce pays. Mais peu de temps après, les bruits de guerre prenant chaque jour plus de consistance nous devançâmes la levée de boucliers. Nous nous mîmes en mer pour aller doubler le cap de Bonne-Espérance et nous rendre à l'île de France, à Bourbon et à Madagascar qui furent nos points de relâche pour la croisière que nous allions faire dans la mer des Indes.

Me voilà donc lancé dans une nouvelle expédition. Ici je m'arrête : le commencement d'un second voyage étant naturellement la fin des souvenirs du premier.

FIN.

NOTE PREMIÈRE.

J'ai dit, à la page 105, que les nègres ont une sorte de vénération pour les singes qu'ils regardent presque comme leurs ascendants ; qu'ils leur accordent un certain degré d'intelligence et ne leur refusent pas la faculté de penser contrairement à l'opinion de Buffon et de beaucoup d'autres naturalistes. Pour justifier les nègres, j'ajouterai que j'ai remarqué quelquefois que ces espèces d'êtres de la race homo sympathisent bien mieux avec eux qu'avec les blancs, qu'ils s'en laissent plus facilement approcher, paraissent plus confiants et semblent les écouter avec une attention réfléchie. Je ne sais pas si l'on regarderait comme un acte d'intelligence ce que les singes errants dans les campagnes font, à l'île de France où il s'en trouve beaucoup et de fort grands, et même partout où ils vivent à l'état sauvage. Un jour que je me promenais avec plusieurs personnes, nous vîmes sur la crête d'une petite colline que bordait un ravin, une troupe de singes qui suivaient notre marche ; quelques-uns parmi nous s'amusaient à tirer des oiseaux, les singes ne nous perdaient pas de vue et ne nous épargnaient pas les grimaces qui sont pour eux l'expression de la colère ou de la crainte. L'un de nous s'avisa de tirer un coup de fusil sur le groupe qui nous suivait, aussitôt chacun d'eux se tâta tout le corps, fit mille gambades, probablement pour voir s'il n'était pas blessé ; et après des cris que l'on pouvait prendre pour des vociférations, des injures, ils se mirent à courir sur la crête en nous jettant des pierres qu'ils faisaient ricocher sur nous le long du versant de la montagne.

Lorsque nous revenions en France, j'ai dit que nous étions chargés de ramener des officiers de l'armée française mis hors de service pour cause de maladies et de blessures, et qu'un certain commandant Mailly ramenait avec lui un jeune nègre et un gros singe mâle de la race des bobos. Pendant la traversée je voyais souvent ce jeune homme jouer avec son singe et se conduire avec lui comme avec un camarade. Quand il lavait son linge il mettait son commensal devant lui à la cuvelle, et celui-ci savonnait avec une dextérité incroyable, imitant tous les mouvements de son précepteur, prenant le savon, n'en mettant que ce que celui-ci lui disait de mettre, personne que lui ne savait s'en faire obéir ; à l'exception des dames qui le trouvaient doux comme un mouton. Il se laissait toucher par elles, montait sur leurs genoux, approchait sa figure de celle de la personne qui le caressait et la regardait avec des yeux où se peignait sa convoitise.

On a beau dire, quand on a eu l'occasion d'examiner quelques races de singes, et elles sont nombreuses, on trouve beaucoup à réfléchir. Celles qui atteignent une taille et une forme qui les rapprochent de la race humaine, peuvent être comparées à certaines races de nègres comme les Papous et d'autres plus disgraciés de la nature.

Les degrés qui les séparent me semblent nombreux sous tous les rapports et notamment sous celui de l'intelligence.

On raconte entre mille faits semblables que sur un navire marchand, il se trouvait un schimpanzé, de la taille d'un enfant de 14 à 15 ans. On lui faisait faire tous les ouvrages que l'on aurait exigé d'un enfant de cet âge ; il portait des seaux, servait à table, lavait adroitement la vaisselle, était habillé et propre dans sa mise et dans ses actions. Ne pourrait-on pas inférer de là, je ne dirai pas que tous, mais que de certaines races sont capables de développement au moins jusqu'à un certain point. On n'a jamais pu, selon le célèbre Buffon et quelques autres savants, leur faire articuler le moindre mot, et l'on continue d'accuser en eux la pensée qui, dit-on, leur manque.

On doit trouver cette opinion trop absolue alors même qu'on l'applique à tous les animaux, Lafontaine l'a prouvé dans ses fables, qu'il ne faut pas avoir longtemps observé les singes pour être amené à reconnaître qu'ils sont susceptibles de haine, de souvenir et de reconnaissance ; ce n'est alors pas tout-à-fait sans raison que les nègres disent d'eux. (*A ça malin, ça pas voulé palé, pas que ça pas voulé tavailler*.

NOTE DEUXIÈME.

Aux pages 102 à 105, j'ai fait une assez longue digression sur les nègres qui se trouvaient alors devant moi, j'ai parlé de leur constitution physique et morale, j'ai fait connaître leur caractère, leur intelligence, mais pour ne pas arrêter la marche de mes narrations et en affaiblir l'intérêt, j'ai cru devoir renvoyer le lecteur à des notes.

J'avais déjà fait quelques remarques à ce sujet aux Antilles et sur le continent américain, mais dans un second voyage que je fis l'année suivante sur les côtes de l'Afrique orientale, j'eus occasion d'en faire de plus complètes et plus intéressantes, parce que dans les colonies que je parcourais alors, les noirs que l'on employait étaient originaires de diverses contrées, indiennes ou africaines et présentaient des caractères bien différents de ceux que j'avais vus en Amérique. A l'île de France, à l'île Bourbon, on employait des esclaves de diverses nations, c'était des Malgaches, des Mosambiques, des Cafres, des noirs indiens à cheveux plats, venant de Coromendel de la côte du Malabar, qui souvent n'étaient pas tous esclaves, mais qui se louaient pour un temps. Il y avait même des Chinois de Mocao ; on mélangeait souvent ceux qui étaient esclaves dans les habitations parce qu'étant étrangers l'un à l'autre et souvent ennemis de nation, ils se dénonçaient l'un l'autre et par ce moyen on pouvait mieux maintenir l'ordre parmi eux, parce qu'ils ne se soutenaient pas.

Outre les études que je cherchais à faire sur leur caractère moral, je voulais en faire sur leur constitution physique; je voulais savoir pourquoi ces hommes là étaient si différents de la race blanche, non seulement par la couleur plus ou moins foncée de leur peau, mais aussi par des caractères anatomiques et physiologiques qui pouvaient les faire distinguer au point qu'il était facile de reconnaître le squelette d'un nègre d'avec celui d'un blanc. Pour m'assurer de cette différence, étant dans ce moment à Port Louis, où mon navire se trouvait en rade, je me liai d'amitié avec un médecin de l'hôpital, et j'obtins la permission d'en disséquer quelques-uns. Effectivement je reconnus une assez grande différence entre la conformation osseuse des noirs comparée à celle des blancs, surtout chez ceux des côtes de l'Afrique malgache, ou mosambique; ceux de l'Inde se rapprochaient davantage de notre conformation, mais ce qui m'intéressait le plus, c'était de connaître la couleur du sang qui circulait dans les veines du nègre d'origine pure pour pouvoir connaître la vraie cause de la couleur de leur peau, dont je ne pouvais me rendre compte. Je fus bientôt à même de trouver la résolution du problème que je m'étais posé. On fit dans cet hôpital diverses opérations auxquelles j'assistai. Je recueillis du sang d'un nègre mosambique d'un noir remarquable, je l'examinai, j'en étendis sur des feuilles de papier blanc que je laissai sécher après l'avoir examiné à l'état frais. Je le trouvai effectivement plus brun que celui d'un Européen à qui l'on avait fait aussi une amputation de jambe, la différence était remarquable. On opéra aussi un nègre malabar à cheveux plats mais d'un noir parfait, son sang était aussi coloré. Enfin cette expérience répétée à plusieurs reprises me confirma que dans le système de la circulation gisait une liqueur brune mêlée au sang dont le sérum participait aussi, qu'enfin toute l'économie en était imprégnée. Mais ce qu'il fallait savoir, c'était d'où cette liqueur provenait et quelle était sa cause ? alors je me fis un raisonnement que sans doute plus d'un physiologiste a du faire, mais que personne n'a développé d'une manière affirmative. Je me suis dit : cette race d'hommes est originaire des contrées qui se trouvent entre les tropiques et l'équateur, là, et dans les vallées qui environnent de hautes montagnes, les vents de terre venant des déserts de l'intérieur arrivent imprégnés des rayons d'un soleil équatorial, passent souvent sur des terrains arides, solfateux, qu'ils embrasent pour ainsi dire, les êtres qui naissent dans les contrées habitables qui environnent ces fournaises y respirent un air chaud, brûlant, auquel sans doute leurs organes pulmonaires sont habitués, mais qui n'en a pas moins une action *torréfiante* sur les molécules du sang, quand, par l'acte de la respiration, l'hématose se fait. Le sang peut donc y contracter cette teinte brune, l'effet d'un premier degré de torréfaction sur ses globules, circuler ainsi dans toute l'économie, produire alors cette teinte brune que l'on remarque dans le sang du nègre, et venir se montrer dans ce tissu musqueux, sous-épidermique reconnu par Malpighii pour être la cause de la couleur des nègres, leur épiderme reçoit encore l'influence des rayons du soleil pour compléter la couleur noire qui caractérise cette race, couleur indélébile et qui ne peut s'effacer que par le croisement, parce qu'elle est constitutionnelle. S'il y a, en Afrique, comme on le dit, des peuples blancs ou à-peu-près, ces derniers habitent des endroits élevés, des montagnes où le soleil n'a ni la même ardeur, ni la même action. Je serais sans doute en désaccord avec certains physiologistes, mais je leur dirai que cette recherche ne fut pas faite dans le cabinet d'un savant, que le pays que j'habitais alors ne m'offrait pas de ressources pour expérimenter d'une manière rigoureuse, c'est-à-dire à l'aide des sciences qui font pénétrer à fond dans les secrets de la nature, et que d'ailleurs ce que j'ai fait était plus tôt pour contenter ma propre curiosité que pour en faire une doctrine immuable.

OBSERVATIONS.

Le langage créole, dont la prononciation est si douce et en même temps si expressive, en articulant les mots, semble en écarter les lettres rédondantes, aussi

n'entend-on presque jamais le roulement des (r) ce qui
donne à leur accent quelque chose de naïf et d'enfantin.

———

ERRATA.—Page 114, ligne 15. Au lieu de lire se mélant,
  lisez : *se mirant*.
Page 177, ligne 15. Au lieu de lire toute la famille,
  lisez : *les deux familles*.

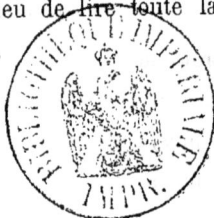

Cambrai. — Typ. de SIMON, rue St-Martin, 18.